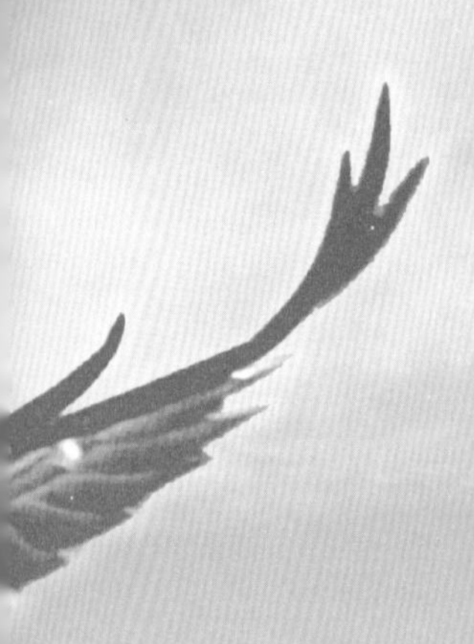

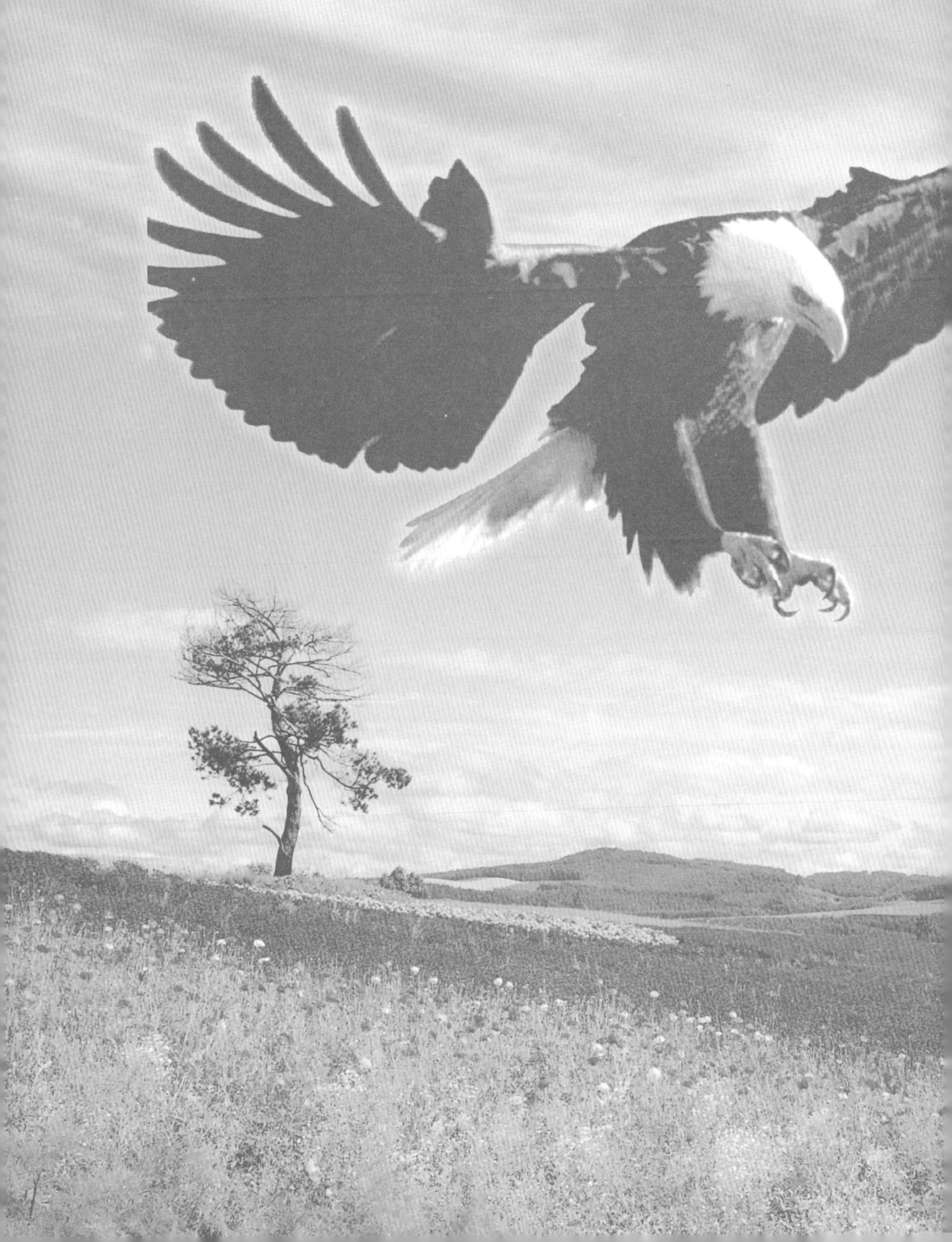

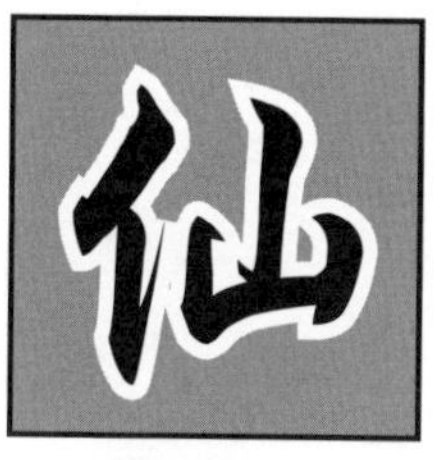

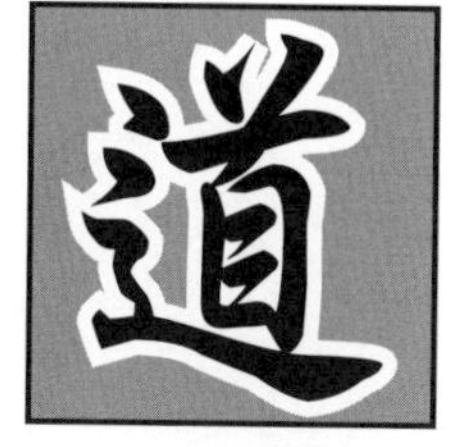

運氣健康法

呂奕群 主編

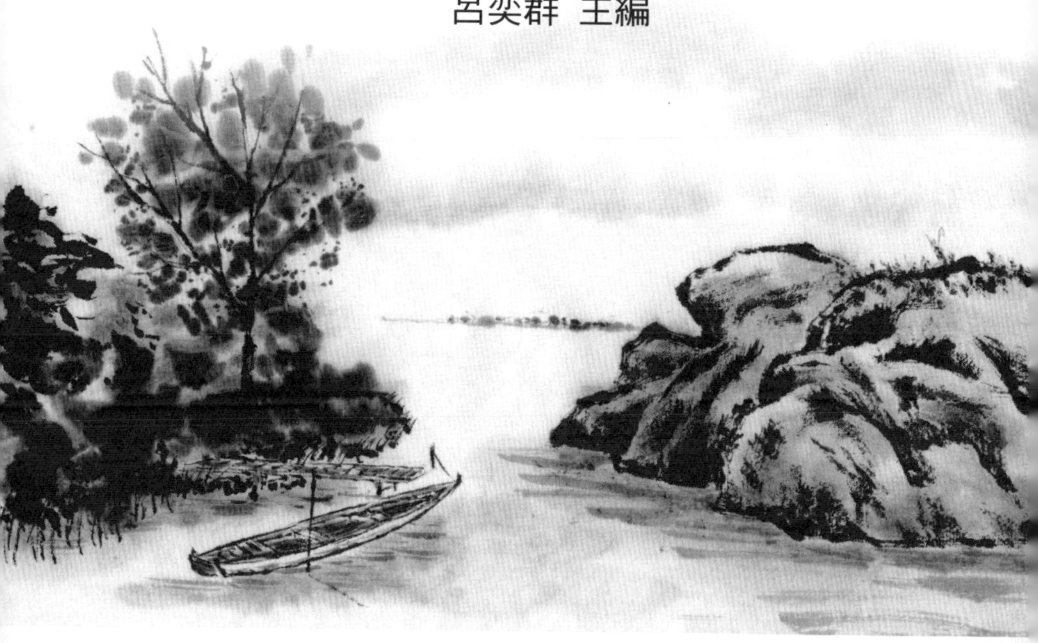

品冠文化出版社

序 言

針灸、漢方、仙道之吐納、導引、太極拳等各種氣功法，是中國數千年來引人注目的醫術、健康法。其效果卓著，使一些患有病氣的不健康者，霎時雲消霧散。

中國自古相傳的健身法，最大的特徵即「慢拍子」，不急躁、不逞強是它的基本妙法。它的本源來自利用人體內的熱能——「氣」，善用「氣」，則可事半功倍地達到強身的神效。

運用「氣」療法的醫學或健康法，其歷史相當悠久，「仙道運氣健康法」的根本在於運用「氣」，在天地自然界裏，「氣」無處不存，而人體內則經由經絡輸送，此健康法不只是治病強身的技術，它已進而誘引出生命本源的神奇了。

它和仙道所追求的「生命不滅」息息相關，如果能達到這個境界，百病纏疾全無，若不慎罹患也將自然而癒。這種能力，依現代醫學的術語而言，稱為「自然療癒能力的啟發」，而仙道則稱之為「先天之氣的發掘」。

自「仙人成仙術」、「仙人長生不老學」。「仙人冥想法」出書以來，頗受各方好評，被譽為「現代人長壽養生最佳捷徑」。本書更提出各種症狀治療法，效果卓越，可說是「氣」活用法的醫療、健康法版。

本書亦可說是純粹的仙道實踐篇，深信必廣受讀者喜愛。

目錄

第五章 背部、手足的異常

第一章

仙道運氣健康法的起源

第一節　中國的風土與健康法

◇悠久文化與仙道之說

中國幅員廣大，人口高居世界的四分之一強。它不但地廣人眾，還擁有五千多年綿延不斷的悠久文化。

在如此浩大、悠久的時空裏，其所蘊育的文化，諸如哲學、宗教、文學、工藝、物產、醫學以及飲食、娛樂，乃至各種神奇怪談，可說是包羅萬象。

人生長在這麼富饒豐裕的環境下，自然就萌發能長生不死之念。

例如，秦始皇為求長生不老之道，派遣徐福走訪蓬萊之島。而為了滿足這些權貴者的慾望，終於出現了專為此道煉製神丹靈藥的「仙道道士」。

這種風潮下的長生不老妙法，十之八九都是誑人之談。但是，經過一陣誤闖亂撞的試行錯誤，以及多年的經驗累積，其中也出現了不少意外的副產品。

其一是，所謂「醫食同源」的飲食療養法。此療法不但可飽口福，還具有強精、治病、去老返童等神效。它和漢方醫學是同一個根源，依情況的需要，可把同樣的材料，做成美食或良藥。

其二是，利用人體內的熱能，亦即所謂的「氣」，來強身療病。它和針灸、導引術、中國拳法等有密切的關係。

諸如這些正規醫學之外的秘法，其盛行的原因，不外是中國人自古以來，對「神仙之道」的嚮往所致。如今馳名世界的中華料理、無副作用又療效神奇的漢方醫學、驚聞中外的針灸術，以及廣為流行的太極拳法，無一不是中國人為求神仙式的安樂生活，所凝聚出來的智慧結晶。

中國自古相傳的健身法，最大的特徵都是「慢拍子」。不急躁、不逞強是它的基本妙法。

而它的本源是來自方才所提到的「氣」的概念。善用「氣」，則可事半功倍地達到強身的神效。

「氣」這個名詞，聽來抽象無實，令人不免懷疑它的存在。但是，可應證它的實例隨處可見。

譬如針灸療法，如果不順著經脈穴道運針，只有弄得一身苦痛而無效果。相反地，按著經脈運針時，即有「得氣」的快感，並且療效神奇。

導引術（按摩法）也不例外。在正確部位施力時，一股如風似電流般的氣油然而生，病痛苦疾就一掃而光。

另外，如太極拳法。它又名「氣的拳法」，是為練就一身「精氣」而故意把動作加緩。一旦練足了「氣」，手腳會察覺一股壓力般的快感，同時全身會產生輕麻般的舒暢。

練氣的方法，不單只限於太極拳。許多自古相傳而來的體操也都具有神效。舉其代表，諸如太極十三式、易筋經、五禽戲、八段錦、火童功等等。

而漢方藥材本來也是利用藥方中的「氣」來治病的。事實上，在目前漢藥仍有許多令人不解之謎。雖然藥效成份不明，卻能治病者也不在少數。

總而言之，「氣」即是中國醫學、健康法的根本，若不能善用它，就談不上強身療病了。

◇疾病與自然療癒能力

運用「氣」療法的醫學或健康法，其歷史相當悠久。

幾年前，在長沙發掘到的「馬王堆」古墳，其中出現了一具歷經二千多年而肢體無毀的女屍，令全世界人震撼不已。同時，還有許多當時的文物隨之出土。其中，就混雜著繪示導引術做法的圖案，以及相當於後世的醫學原典的寶貴書籍。這些書籍和女屍的同時出現，暗示了中國人自古所抱持的仙道觀念。

到了紀元後，這方面的書籍陸續問世。據說，如今漢方醫界平日利用的《傷寒論》、《金匱要略》等古典，早在後漢時就已經完成了。

除了這些正規的醫界寶典之外，仙道所述的長生不老、增進健康的書籍也廣為流行。古如《莊子》《列子》等哲學經典，其中也有如何利用呼吸或導引來療病強身的介紹。而後，《抱朴子》《周易參同契》兩書相繼問世，是日後仙道發展之祖。總之，據古出新之下，綜合針灸、漢方、導引術、太極拳、飲食療法等的醫術、健康法於焉完成。

第二節　經絡與「氣」的實感

◇經絡、穴道與仙道

「仙道健康法」的根本在於運用「氣」。在天地自然界裏，「氣」無處不存。而人體內則經由經絡輸送。

經絡有如細網，密佈在人體各處。主要經絡有十四支（如圖1），其中十二支在人體內左右成對，所以，合計共有二十六支。

這些主要經絡上，對「氣」的反應點，就是穴道。合計有六百個以上。

利用經絡與穴道的治療法有許多種。穴道主要是運用於針灸療法與指壓。而經絡則應用在導引術（按摩術）。溫熱療法與氣功法等等。

實行「仙道運氣健康法」，而能感應到「氣」的存在時，此健康法則不只是治病強身的技術而已，它已經進而誘引出生命本源的神奇了。

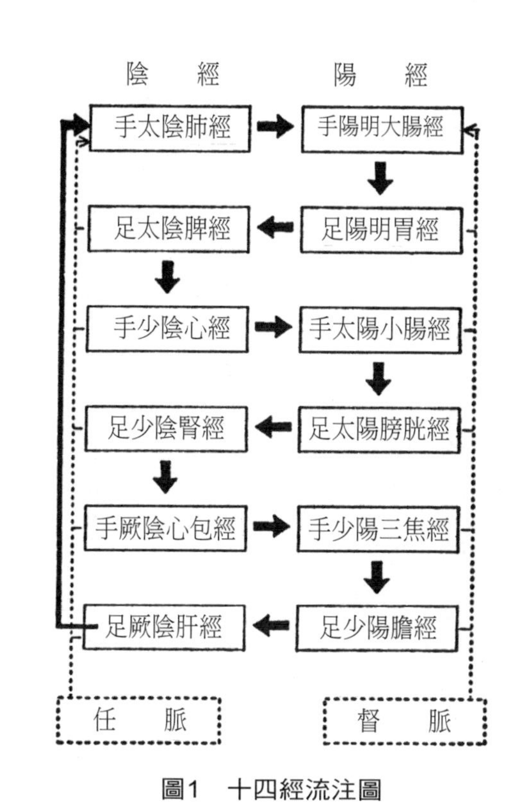

圖1　十四經流注圖

這和仙道所追求的「生命不滅」息息相關，如果能夠達到這個境界，百病纏疾全無，若不慎罹患也將自然而癒。

這種能力，依現代醫學的術語而言，稱為「自然療癒能力」，而仙道則稱為「先天之氣的發掘」。

如《醫方集解》（漢藥處方全集）末文中提及的「壞病」（百病交雜，漢藥、針灸全無效），則是利用呼吸法順調「氣」，運氣於體內來治服的。

仙道上，把「氣」運入體內，稱為「小周天」。熟練之後，則能感到氣的運轉。若能勤練「小周天」，則「氣」將充沛於體內，調整體內的不適。

當「氣」與肢體融合為一時，自古中國人所追尚的神仙境界就在自已體內重現了。這個狀態就稱為「先天之氣的發掘」。

而在這個階段前所感應到的「氣」，名為「後天之氣」。

在中國醫學上，「後天之氣」是指「目前身體內感應各種作用之氣」，而「先天之氣」則是「延年益壽的根源」。人之所以生病，就是這些氣的功能失調所致。

◇四季與病、心與病

在中國醫學上，致病的原因有三。一是外因，二是內因，三是不內外因。

外因還包括了「風、暑、火、濕、燥、寒」等六個氣候要素。普通稱為「六氣」，當其作祟致病時，即稱為「六淫」。

內因是指身體內部受到強烈刺激而發病的原因。可依當時心受的刺激，分為「憂、思、喜、怒、悲、恐、驚」，稱為「七情」。

除此七情之外，內部內的痰疾、過食、寄生蟲（迴蟲）等引起的疾病，也包括在內因裏。

而所謂的「不內外因」，是指房事過重、刀傷、火傷、蟲獸咬傷等。

人之所以會因外因、內因或不內外因所致而招病，主要是人體內無充分的餘力。所以，具備充分的餘力則可自然地摒除疾病的侵撓。具體而言，則必須有適當的飲食、運動與良好的生活習慣。不過，這樣還稍嫌不足，若能加上「進補」、運氣的鍛鍊，則不管是什麼六淫、七情之害，都可迎刃而解。

◇氣的虛與實

為了強身治病，必須練「氣」，而練氣到底是怎麼一回事？

「氣」是人類生命現象的總稱。粗淺地說，是持續生命的一個作用。

不過，氣並非無形的作用而已，它具有一種物理力。具體說來，當熟練太極拳或外功法時，會感應到一股壓力感、流動感或強烈的熱感充沛於體內。

或者讓專家施予針灸或導引術時，在穴道處會體會到一陣輕麻微壓般的感覺。又如一般健康的人，腹部、手足的肌肉都帶有適當的彈性。

而患有胃痙攣或急性盲腸炎的人，腹部的肌肉堅硬如殼，稍一觸摩則疼痛不已。感冒時，頸項與背部則僵化。這種狀態下，稱為「邪實」或「實證」。

相反地，胃下垂症者，胃肌肉無力、消化活動失調，這種狀況稱為「虛」或「虛證」。這是因為「氣」極度地增強或減弱所造成的。

而所謂的練氣，就是調整氣，使氣不過強、變弱、保持適當。若把強弱比喻成陰陽，則「氣」就是保持在陰陽之間為恰當。

在中國醫學上，針對「實證」，就用「瀉」或「瀉法」來調整氣。而「虛證」則以「補」或「補法」來添足氣。

這「補」「瀉」二法，是調整氣的根本。「仙道運氣健康法」也是據此來療病強身的。

不過，「虛」「實」也有程度上的差別，必須對症下藥。有時還必須「補」「瀉」雙管齊下。這稱為「平補平瀉」。

本書若沒有特別強調用「補」法或「瀉」法時，則是利用「平補平瀉」法。

第二章 運「氣」的秘訣

第一節　利用體外的物理力

◇藉外力調「氣」

體外物理力的輸導入內，主要是藉由經脈與穴道來傳達。

(1)藉由經絡機能來順氣者

導引——即仙道上所稱的按摩。也包括體操之類的健康法。

推拿——中國醫學上所稱的按摩。不包括體操之類的健康法。

外功——用呼吸和肌肉的彈動來調氣。太極拳等的內家拳也屬於此類。

(2)藉由穴道機能來順氣者

針刺——即所謂的針治療術。將針插在穴道上來調氣。

灸——將艾草精煉，做成小三角錐狀，放置在穴道上，點火即成。是所謂的溫熱療法。

指壓——用手指施壓於穴道來調氣。是屬於推拿或導引的一部分。

另外，也有利用磁石或粗針去血的方法。不過，重點不在這些小道具上，而是順導氣的經脈與穴道。

利用這些體外力來順導氣的方法，對於體外的異常，譬如肌膚上的疼痛、鬆軟無力、僵酸，或是內臟機能失調所引起的疾患，非常有療效。

只是，如盲腸炎或內出血等體內的化膿或出血，只能止痛而已，有時病源未除，還可能造成惡化。

◇經絡按摩

導引或推拿和西洋所流行的按摩非常類似。尤其是手的施力方法。但是，其最大的差別是，按摩主要是鬆緩肌肉的僵化，而引導或推拿則是輸導滯留於經絡上的氣，把邪氣摒除為目的。

所以，推拿或導引的施療部位幾乎是穴道與經絡而已，不像按摩到處揉搓。

醫學上的推拿技術，非常複雜，學習不易。在此，就以仙道上所傳授的導引

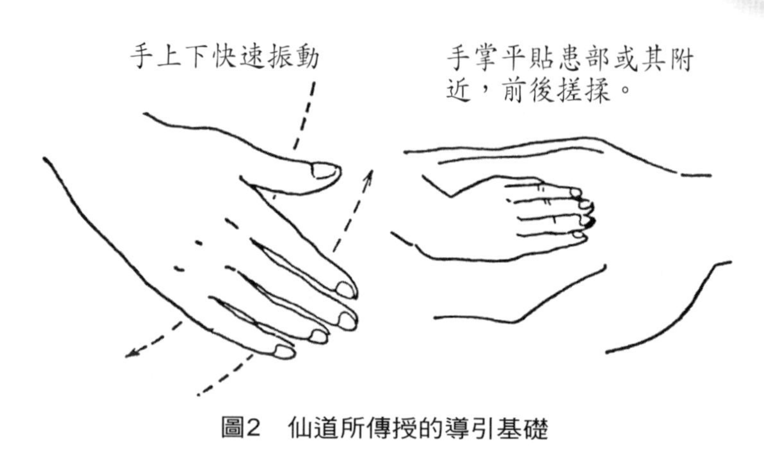

圖2　仙道所傳授的導引基礎

手法，介紹如下。

一、是最基本的手勢，將手掌平貼在患部或其附近，然後前後揉搓。（圖2右）

不過，揉搓的不是皮膚，而是牢實地壓住肌肉，讓肌肉能同時快速地前後振動。（圖2左）

如此，皮膚才不致於揉搓成傷，而且能確實地除去滯留在經絡中的氣。

如果異常的部位大時，必須上下揉搓並緩緩地移動手位。反之，範圍小的話。則用手指代搓。

二、是利用指壓的技法，施壓於患部。不過，和指壓不同的是，施力於穴道的時間較長，大概要持續五～十五分鐘左右才鬆手。

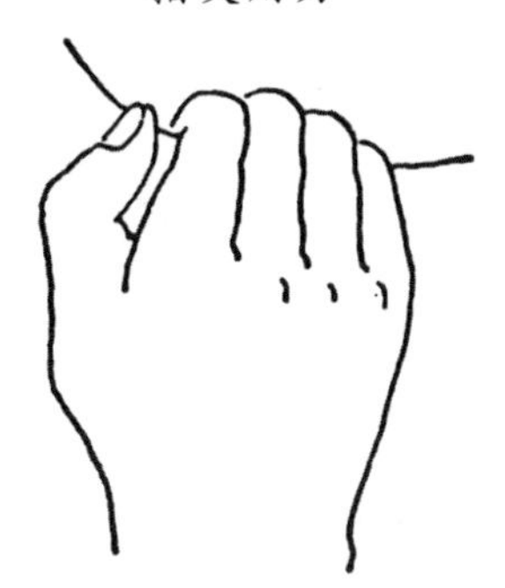

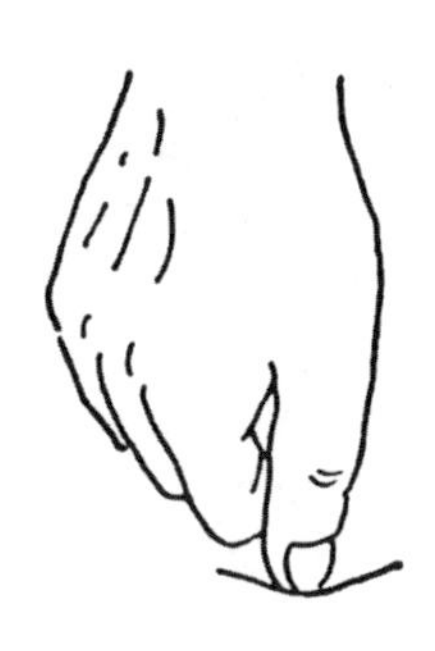

圖3　利用指壓的使用方法

只是，運力不能比同指壓，否則患者會支持不住。要將指尖力道減輕，而深深地插指入穴或肌肉。當然，必須詢問患者疼痛的程度，來調整指壓的深度。

依疼痛的部位，或用拇指，或併用食指、中指與無名指等等。

用拇指施壓時，用指尖施力，不但力道不會過重，效果要來得好。（圖3右）

另外，也有利用數個指尖，抓捏患部的技法。抓捏時要持續數分鐘，此時，指尖用力無妨。

三、是輕敲慢撫的手法。輕敲時不能太用力，手腕要像槓桿軸式地有節奏的輕敲。

同時手型不是握拳式，而是伸直五指的指

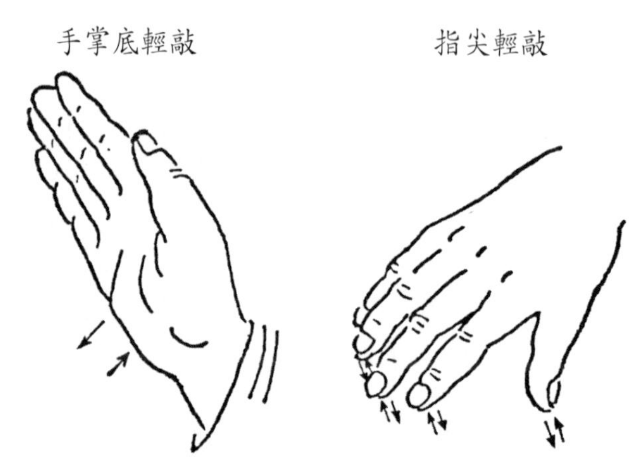

圖4　手的輕敲慢撫方法

尖輕敲方式（圖4右），或是用手掌底輕敲的方式（圖4左）。

慢撫是用手掌揉搓的一種，但力道較弱，只是輕微地撫搓皮膚表面而已。由於力道輕，並不會揉傷皮膚。這主要應用在內臟部位疼痛，必須在其上撫揉順氣的時候。

以上的各種技法，最重要的是，不能用力過重。否則，氣不但不順暢，還會加重病情。

◇穴道療法

刺激穴道，來調順氣的小道具，主要是針與灸。

針的好處是，能「補」也能「瀉」。而灸則只能「補」或「平補全瀉」。只是施針時，若非專家之手，危險度極高，而灸則無此擔憂。

本書並非專門書。所以，還是介紹一般大眾能接受且安全性高的方法為要。

施針的道具，用真針以外，其實也可以利用尖頭不銳的別針、火柴棒或牙籤。這些東西並不會刺入肌膚，安全度高，如小兒針（圖5）。

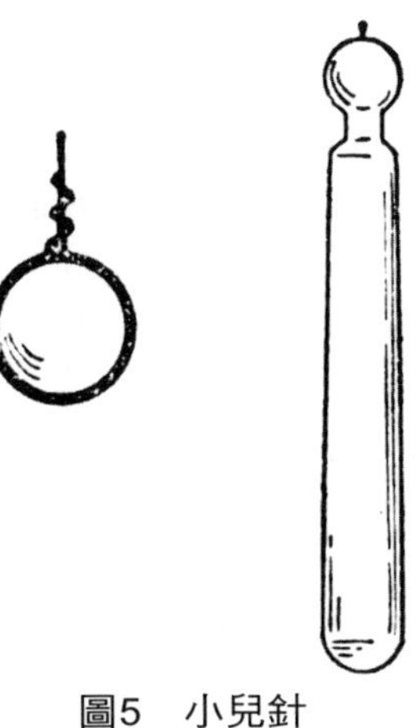

圖5　小兒針

一般而言，體弱、神經痛者、女性、小孩等對刺激反應較敏感的人，用針治療時，針未刺入肌膚的程度下，就已經達到針療效果了。

所以火柴棒、牙籤等道具的效力並不可輕視。只是，對於不敏感的人，施針的時間必須加長才能成效。

此類模擬式的針治療，要分辨出同一個穴道的「補」或「瀉」法，比較困難，所以，依症狀來改變施針的穴位，能分辨出其成效。

另外，也可以用球形磁石黏貼在穴道上的方法。它雖然不能立即除病，但是長久置放於穴位上，對治療慢性病具有其功效。

磁石之外，利用電氣探測穴道，治療疾病的器具也不少，但是效果和前述的火柴棒等，只在伯仲之間而已。

最後，和小兒針同樣值得推薦的是，刺激耳內穴道的針。它主要用於治療慢性病，和球形磁石一樣地，黏貼在耳內穴道上即可。

施針前要先消毒針與耳內各處，同時耳內的穴道難找，外行人最好先用「耳電探查器」確定穴位。（圖6）

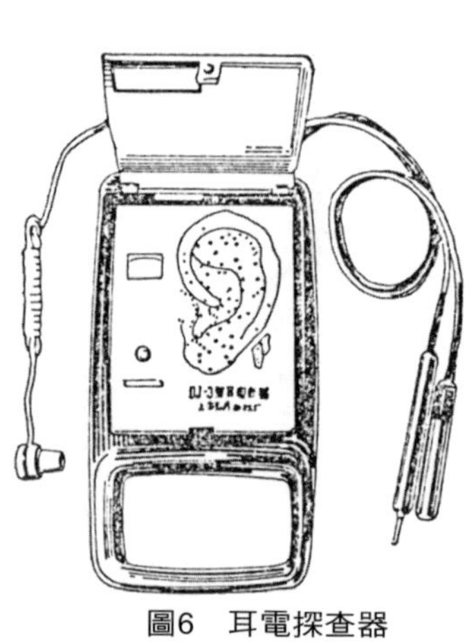

圖6　耳電探查器
（請參考「仙人長生不老學」27頁）

灸比針的安全性高。其「補」效也勝於針。只是，施灸後多少會留下一點燙痕，對女性較不適宜。

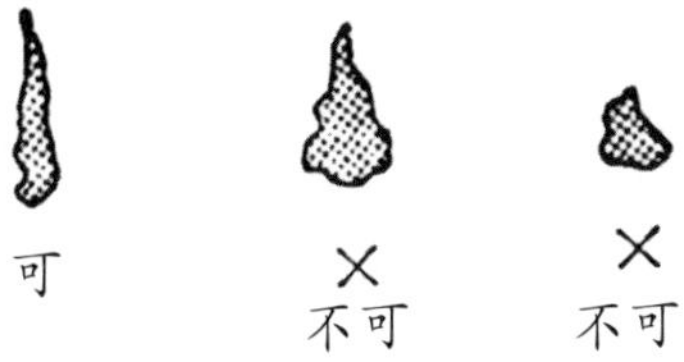

施灸時，灸要搓捏得越小越好，做成細長三角錐狀，置放於穴位上。（圖7）

底部直徑最大保持在一公釐左右。否則，燙痕久持不消。灸雖小，效果倒不用擔心，而且如此一來，同一個部位可以連放好幾個灸，其刺激穴道的力量不遜於針。

灸雖然主要利用於慢性病，但是，對於因「寒」或「虛」所造成的急性病，其療效速於針療。

×不可　×不可　可

圖7　施灸搓捏法

第二節　利用熱能調氣

◇手掌療法

仙道上還有利用「氣」本身來調「氣」的方法。稱為「仙道健身手掌療法」，簡稱為「靈治」或「掌治」。

不過，運用此法的基本，必須能領略「氣」的存在，所以，訓練感應「氣」是其第一步。

首先，要以互搓法使手掌變得敏感。雙掌合併互搓至出熱的程度。

接著，雙掌分離約一、二公分，試著感應從中流露出來的熱能。爾後，慢慢把距離放大，看看自己能感應的程度有多大。

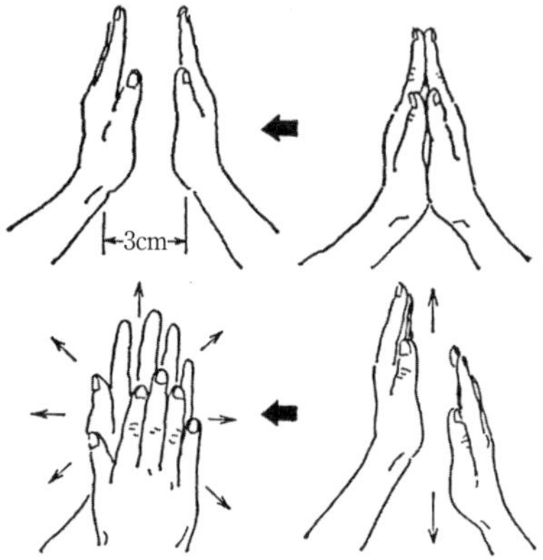

雙掌相離五公分左右，而能感覺熱能的存在時，手掌已經達到相當的敏感度了。

熱能之外，同時有一股風動的感覺，或是電流、壓力般的反應時，可以說已經完全能感應氣的存在了。（圖8上）

如果，只感覺到熱能的存在時，再一次分離雙掌約一、二公分，緩慢地做上下、前後、左右、斜角的移動看看（圖8

3cm

圖8　手掌互搓訓練感應「氣」
（請參考「仙人冥想法」）

下）。應該在某一個方向的交合下，會感應到熱能以外的奇妙感才是。

假使，再怎麼做也只能感應熱能的存在時，那也無妨。接著進入第二階段的訓練。

合掌後再分離數公分，在自己能感應到熱能存在的地方停止。然後集中意識在雙掌上，試看熱的變化。當貫注意識於雙掌，而能使熱能產生變化時，這個訓練就完成。

接著，試驗看看能否從他人的手掌或其他部位，感覺氣的存在。然後，再推而碰觸花、木、自然物，試試自己手掌的「氣」。

經過這些訓練之後，當自己患病時，就將手掌置於患部，觀其反應。

當手中傳來一股奇冷之「氣」，而自己的「氣」似乎漸漸消失時，是因為患部得了「虛證」，帶有「寒」症，其「氣」相當缺乏所致。

相反地，從患部感到一陣劇熱時，這是患了「實證」的嚴重疾病，或是局部性發炎所致。

施術時，「虛證」用「補」，「實證」用「瀉」。

「虛證」的療法是，將手掌對著患部。保持數公分的距離，然後集中意識，把「氣」傳入患部。

當病人覺得患部變熱，而自己的手掌變冷時，就成功了。

而「實證」的療法是，手掌掩覆在患部，離數公分，集中意識要把對方的「氣」吸出。當對方覺得苦痛全消，而自己的手腕覺得一陣酥麻的不快時，那就成功了。

施行這個手療時，必須注意幾件事。

一、若非身體強壯、精力充沛者，不可胡亂將氣輸予「虛證」者。否則會變得「氣虛」而得病。

二、從「實證」患者處，吸得過多「氣」而手腕酸麻的人，不可重複做此療法，否則身體會弄壞。因為吸得的「氣」是「邪氣」，必須趕快散氣。

散氣的對象，最好是花草樹木。譬如用手指揉搓葉片等等。散氣後，手腕自然變得輕鬆。

◇簡易的熱能療法

用前述的靈治法卻無法達成效果，或者輸氣後，身體覺得不適者，利用熱能療法較好。

此熱能活用療法，簡稱為「熱治」或「熱療」。熱療是利用強化人體的熱能（陽氣），或是利用其他代用品所進行的療法。

熱療和前述的靈治之共通處是，都具有強烈的熱與壓力。而熱療是靈治法中的一種熱作用。

熱療的施術道具，有所謂的「溫條灸」。它是將艾草用薄紙捆成直徑約一．五～三公分的長筒狀。（圖9右）

熱療時，將溫條灸一端點火，手握住另一端，在穴道或患部做上下、左右的移動。（圖9左）

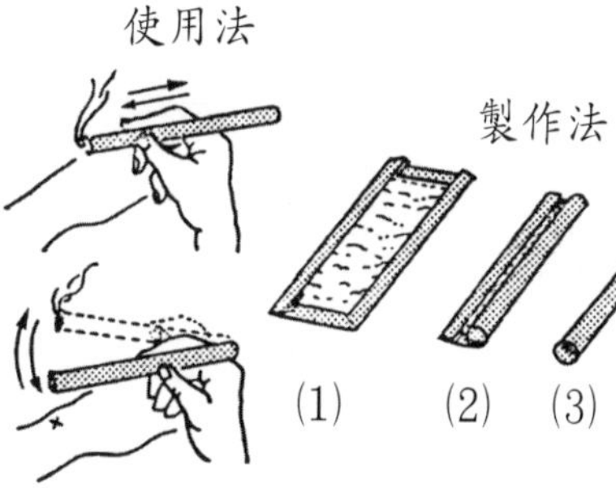

圖9　溫條灸的製作與使用法

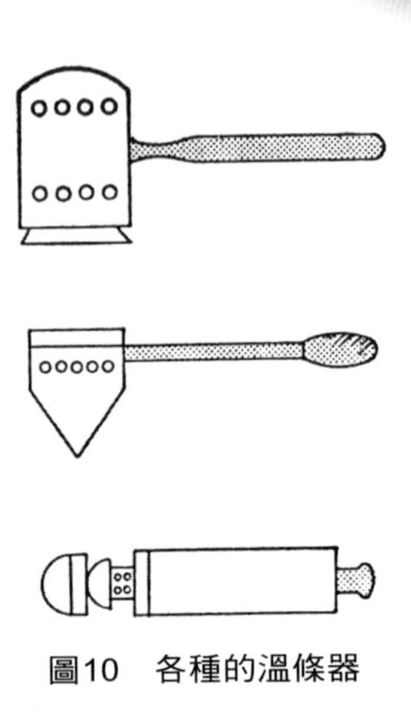
圖10　各種的溫條器

用溫條灸治療時，剛開始只覺得熱，慢慢地患部會感到劇痛與壓迫感。這是「氣」充沛所致，不久病根發露，創傷等所造成的膿、神經痛等所引起的痛感就一一排出體外。

另外，太乙針、雷火針，或是金屬製的溫筒灸也有溫條灸般的作用。（圖10）

施熱療時，要注意隨時調整溫灸艾的存量，避免溫度過高。治療時的基準是，皮膚稍帶赤色，而其熱度在療後會持續一陣子為標準。並且要細聽患者對熱的反應，注意不可造成火傷。

而絕對禁用熱療法的是「實熱症」病患，熱療只會加速惡化。判別熱療的適應症與否，非常簡單。將手或溫條艾靠近患部，如果反而疼痛則不適。若是，無法分辨時，用別的方法治療則無大礙。

一般熱療法是屬於「補」法，所以，適於「虛證」患者。

第三節　瀉血療法

◇排出多餘的邪氣

「瀉」法主要是應用於「實證」或極端的「熱證」患者的療法。

例如，靈治法中的「瀉法」。它只適於局部治療，對全身患「實證」的人起不了作用。若要把多餘的邪氣排出體外，必須應用所謂的「瀉血療法」。

「瀉血療法」是在患「實證」的部位，抽出一點血以除邪氣的療法。

取血時是用所謂的三稜針（圖11）。用它輕輕地在特定的穴道或患「實證」的部位，刺約一公釐深，然後用指尖在刺口附近用力擠出二、三滴血。

若是「實證」患部大時，可再抽取其他二、三處血。光是這樣的處理，療效卻

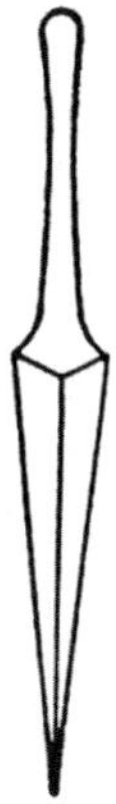

圖11　三稜針

驚人。譬如，高血壓症者，頭痛欲裂時，用此療法，即可立即止痛。

不過，三稜針粗大，恐有排斥感。若用梅花針或七星針，其針部較細，對有恐懼症者比較合適。

梅花針與七星針都是塑膠製的槌形針，其差別是，在槌頭上下的針數不同。梅花針是間隔較大的五針形，而七針並立的，即是七星針。

使用時，如握槌的姿勢，抓住手柄，用針頭部對準穴位輕敲，直到皮膚略滲出血跡為止。

用三稜針或梅花針、七星針取血後，如果「邪實」仍舊頑強時。可再用所謂的「火罐」來治療。

「火罐」是利用玻璃杯、陶器或竹筒所製成的容器。內呈真空，覆蓋在瀉血部位。

做法是在罐內滴入少許酒精，或者放入幾片浸染酒精的脫脂綿，點火後，置於患部上。

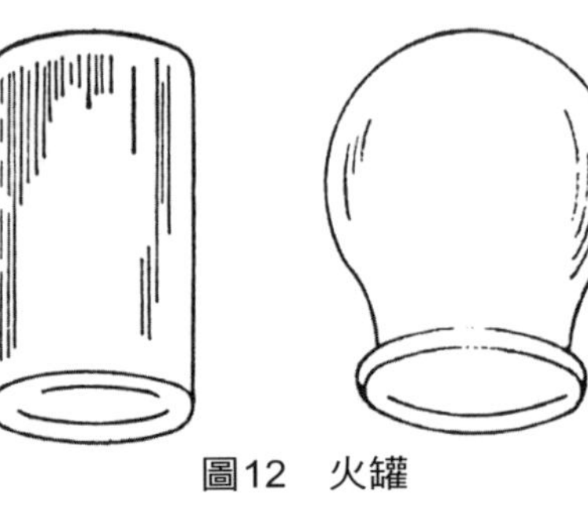

圖12　火罐

火勢會立即消滅，氧氣盡失後，即成真空，就能吸住皮膚表面。火罐吸住皮膚後不久，血會慢慢滲出，再過十～三十分鐘後，滲血量就相當多了。當然，這些血在中醫學上都稱為「瘀血」。

使用這些器具，必須留意的是，因為會傷及皮膚，所以施術者、患者與器具都要嚴密地消毒。

而對患有肝炎、梅毒等病患施術時。更要將器具煮沸消毒，同時該器具不可再施術於他人

一般，治療「實證」患時，依症狀可分為下面幾個階段來處理。

一、若是輕微的「實證」患者，可用導引的技法，用指尖在堅硬的患部按抓，使它成瘀血狀（大約五～十分鐘）。施術者的指尖要套上護甲，以免傷及皮膚。

二、若是症狀稍重時，則用火罐做類似的處理。將真空火罐吸住患部，直到皮膚呈現紅斑為止。

三、而症狀更重於以上兩者時，則利用三稜針、梅花針或七星針來取血。

四、情況最嚴重者，併用三稜針等與火罐，方法如前所述。
瀉血法通常分為以上四個階段，千萬不可誤用。

第四節　運用內在力的療法

◇活用內在力

利用經脈或穴道的「瀉法」，雖然對急性的「實證」具有速效性，但是，對於真正「實證」體質的患者，其療效則不彰。

「補法」也一樣。用穴道療法來治先天的「虛證」時，費時良久。

這類情況下，只有藉用內在力才能發揮成效。

而引導內在力功能的最簡便方法，首先是利用食物，其次是藥物。不過，「仙道健康法」上，食物與藥物幾乎是相輔相成，並無嚴格的區分。

除此之外，「仙道健康法」的呼吸法與冥想法也是誘引內在力的極佳方法。

◇食療法

中華料理不但美味可口，還可特殊調理應用於療病與強身。這是食療法的精妙處。其根本是引據漢方的古典《神農本草經》。此經典將生藥分為上、中、下三類。

上藥長期服用也無副作用。其養生長命的效能，可比若「君」。

而中藥則隨著體質與症狀，可為毒，也可成藥，主要是補助上藥的機能，稱為「臣」。

下藥的毒性強，長久服用對身體有害。但因其藥性激烈，善加利用也能速即療病。稱為「佐使」。

飲食療法或中華料理所使用的，主要是上藥或中藥。偶爾為求其效果也兼用下藥。

飲食療法的目的，與其說是治病，無寧說是防病要來得恰當。下面就介紹幾個療法內容。

⑴紅豆粥的食療法

【適應症】心臟病。

【材料】紅豆（十分之一升）。紅砂糖（一大匙）。

【作法】將紅豆煮爛後，加入紅砂糖即可。

【用法】待冷卻後，一碗量為一次份。日食二次。每日進食，效果神速。

⑵水果凍的食療法

【適應症】胃炎所引起的乾渴、焦躁與便秘等症狀。

【材料】鳳梨（三分之一個）、荔枝（三、四顆）。

【作法】鳳梨切成小塊，和剝皮後的荔枝以及少量的洋菜攪拌後，放入冰箱冷藏約十五分鐘。

生藥裏頭有專用於「補」，或專用於「瀉」，以及專用於「平補平瀉」的區別。一般瀉藥以苦味、鹹味者居多，而補藥則多半是甜味與辣味的東西。

◇呼吸療法

呼吸法即是古稱的吐納法，和導引術有密切的關係。而太極拳等的外功法，也和呼吸法互為表裏，都是調「氣」之法。

不過，這裡所說的呼吸法，是不包括肌肉運動的呼吸法，和後述的冥想法併用時。稱為「內功法」或「靜功」。

呼吸法已脫離自古加在其身的神秘色彩，是一個合理性的調氣方法。

譬如吸氣時，具有刺激交感神經的作用（使身體振奮的作用），而呼氣則能刺激副交感神經，使身體產生沈靜的作用。

交感、副交感神經，和我們平時感應到的神經機能不同，稱為植物神經系或自律神經系。主要是輔助心臟、胃腸等內臟機能，同時也兼管呼吸作用。

自律神經系分為交感與副交感兩個系統，主要是為了使內臟機能順應情況，時而活潑時而沈靜所致。而交感神經是激發內臟活潑運作的作用，副交感神經是使之沈靜的作用。

此自律神經系和疾病有極為密切的關係。當自律神經機能失調時，人體就會產生疾病。

呼吸法中，使交感神經振奮的吸氣運動，具有「補」的機能，而刺激副交感神經的呼氣運動，具有「瀉」的功用。

不過，光是單純的呼吸運動，其「補瀉」效果並不佳，必須再配合其他運動，才能發揮「補瀉」的功能。

【平補平瀉】吸氣入腹，使之鼓脹，吐氣時則腹部扁縮。吸吐氣等長、吸吐之間沒有間隔，保持一定的頻律。（吸吐皆用鼻）

【補法】深深地吸足了氣後，稍做屏息。屏息的時間越久，「補」效越大。然後快快地一氣吐盡。（吸吐皆用鼻）

【瀉法】輕輕吸氣後，即刻緩緩地吐氣，儘量把吐氣拉長，腹部隨之慢慢扁縮。吐氣時間越長，「瀉」效越大。（吸用鼻、吐由口）

◇以冥想法療病

「仙道」哲學上，有所謂的「無為自然」之說。將其運用在運氣健康法上，是現代所說的「冥想法」。

冥想法主要是使心平氣和，依其運作法的不同，可分為「集中型」與「弛緩型」。

【集中型】

是把意識集中於一點的冥想法，主要集中於穴位。而隨穴位的不同，又有「瀉」「補」之分。有時也可直接集中意識於患部，使其加速新陳代謝的療病。「實」「虛」二證皆可。尤其「虛證」的效果較大。

【弛緩型】

是使意識鬆懈的冥想法。當意識鬆懈時，身體自然輕鬆，氣就能順和。此冥想法絕對不可使意識集中於某一處，最好是略微失神地把意識分佈在全身。

此冥想法主要運用於「實證」或「熱證」患者。

冥想法的作用是調順氣，並不需要其他的動作，所以任何人做都安全。而因此對「氣」的刺激也較薄弱，對於極端的「虛」「實」患者的療效並不彰。

因此，在醫學上運用此法時，通常和針灸、導引、外功、食療法等併用。而最常併用的是呼吸法，此二法若能正確應用，效果遠高於其他的併用法。

冥想法與呼吸法的併用，就是仙道自古相傳的「周天法」。

周天法隨運氣時的狀態，又可分為小周天與大周天。此二法任何人行之皆有效，尤其是對針灸或漢藥也無效的患者，周天法是最後的王牌了。

然而，大周天除非是體質特別良好，或者是熟練過小周天的人，否則不能使用。

小周天較易解，經由適當者的調教，幾個月就可完成。

小周天的特徵，是利用強力的呼吸法（稱為武息），再集中意識於其上時，會即刻在下腹部感到一陣熱氣（陽氣）。將此熱氣漸漸加強，達到一個程度時，會油生一股力道，使熱氣經由背脊，達到頂頭。

當陽氣上升到頭頂時，會再順著顏面。落到體前，而返回下腹。

當如此一循環之後，就順著下腹（丹田）→腰（夾背）→頭頂（泥丸）→胸間（膻中）四處，屏住陽氣，用文息（幾乎無意識的呼吸法）來溫養。

所謂溫養，是輕微地集中意識於該四點的冥想法。溫養一會兒之後，陽氣的感覺會變成體內的一股力量，隨著自己的意志，在體內各處流動。（圖13）

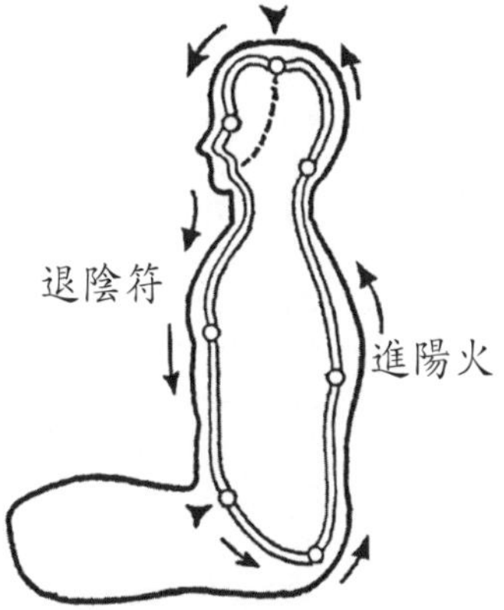

圖13　小周天（迴轉河車）
（請參考「仙人成仙術」172頁）

患病時，就利用此法，將「氣」送達患部，再集中意識於其上，自然就痊癒。

如果把它輸通全身，「虛證」患者即可立即復元。這個方法對任何體質的人皆有效。而患有極端「熱證」的人，在陽氣形成之前，會有煩躁或頭疼等症狀出現。所以，這類患者，要充分地實行「瀉」式的呼吸法，去其熱後再行小周天為宜。

第五節　藥的煎量與穴道找法

漢藥的配方、分量、作法，因症狀體質不一而異。不過煎藥時的水量幾乎大同小異，因此，在此綜合性地將煎藥時的水量及其細節介紹如下。

不過，要留意的是，這裏所規定的份量是一般標準值，依患者病情的輕重，還可酌量增減。

【煎藥的水量】用平常的飯碗，盛六～八杯的水量，煎至三～四杯量為止。若是藥劑過多，加水後即飽和時，可分兩次煎，再合併煎液即可。

【煎後的殘渣】還可再煎煮一次。水量用前次的一半即可。

【飲用次數】普通是一月三次，不過可適當調整為二次或四次。

【飲用時間】內臟方面的病症時，於食前三十分鐘到一個鐘頭內服用。其他則在兩餐之間服用，稱為食間。

以上是藥的煎服方法。接下來談談穴道的測量法或找法。

穴道的測量法是以「寸」為單位。不過這是經絡學獨特的單位，和我們平常耳熟能詳的公寸單位不相關。

【測量法】 身體各部如圖示地分成幾等分（圖14），不過此等分法的內容因人而異。換句話說，不拘身材大小，各部位的寸長都等值。因此，每個人的一寸長短各不相同。習慣於絕對寸法的我們也許不太能接受，但是，若非依此測量法，就無法正確地找到各人的穴道。

利用身體各部的測量法，稱為折量法或骨度法。其各部的尺寸如下：

△前頭部髮際到後頭部髮根	十二寸
△大椎（曲頸時，頸骨最突出部之下）到後頭髮根	三寸
△眉間到前頭部髮際	三寸
△兩乳首間	八寸
△鳩尾到肚臍	八寸
△肚臍到恥骨上端	五寸
△手肘彎曲處到手掌邊際橫紋	十二寸

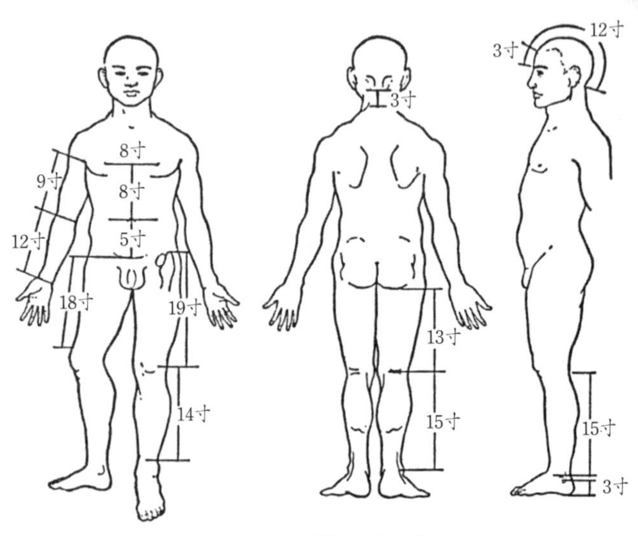

圖14　穴道的折量法

△腋下到手肘曲處　　九寸
△股骨突出處到膝頭　　十九寸
△恥骨上端到膝頭上端　　十八寸
△臀部下端橫紋到膝頭背面橫紋
　　十三寸
△膝頭側端到內踝部上端　　十四寸
△膝頭側端到外踝部上端　　十五寸
△外踝部中心到腳底　　三寸

除此之外的其他部位，則利用自然標識來測量穴道。

譬如，先前提到的大椎穴，就在頸部前屈時，最突出的頸骨下方。稱為第七頸椎。

而肩胛骨下方橫線中點是第七胸

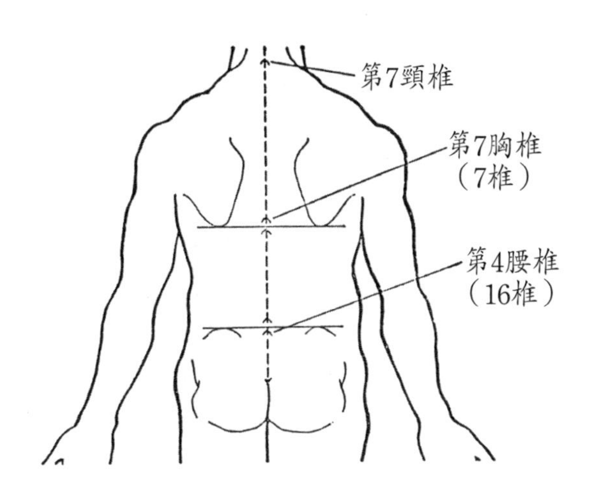

圖15　測量穴道的自然標識

椎，臀部上的腰骨最上端是第四腰椎。

根據這些標識，上下脊椎骨每一個間隔是一寸，依序類推。

經絡學上，第七頸椎下面的脊骨是一椎，第七胸椎是七椎，第四腰椎是十六椎，這些都是尋找穴道的重要指標（圖15）。

另外，為了省折量法的麻煩，也有人利用簡單的「中指同身寸法」或「指量法」。

所謂中指同身寸法，是指以彎曲的中指之第二節間的長度，訂為一寸（圖16右）。

而指量法則以拇指橫幅為一寸，食

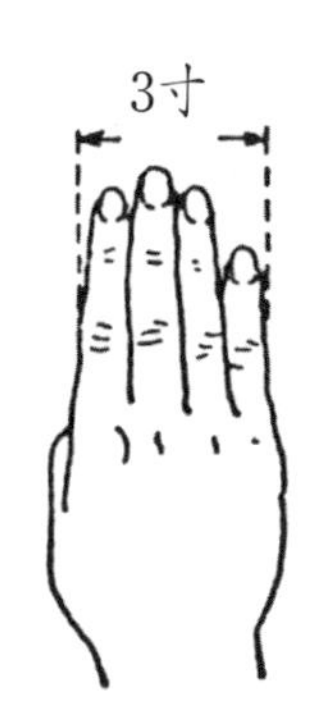

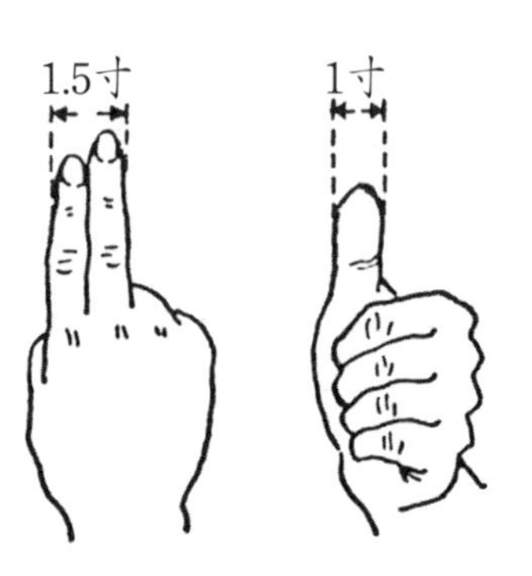

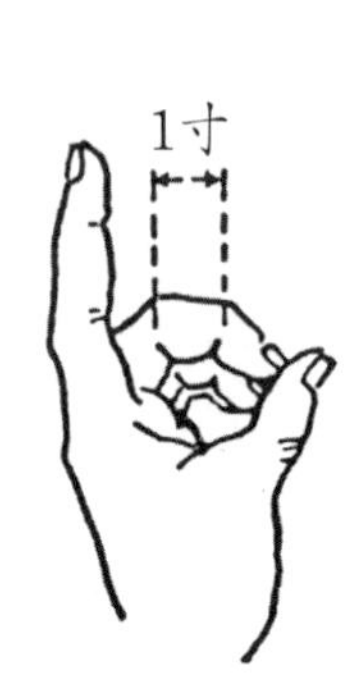

圖16　中指同身寸法和指量法

指與中指的合併橫幅為一．五寸，食指到小指間的橫幅為三吋（圖16）。

方法是簡便，但診斷者與病患的手指大小不同，必須確認清楚後再測量，以免誤差。

另外，測量長距離時，用此類量法，多少都會產生誤差，因此，在這種情況下仍是利用折量法為宜。

不過，運用這些方法，還是會碰到找不著穴道的時候。此時，不要拘泥於寸法的規定，就在附近按指探尋。當感到疼痛或特殊的感覺時，該處就是正確的穴位。

總之，要迅速正確地找到穴位，熟練是第一要素，所以，平常就要練習測量自己的體位。

第三章

「仙道運氣健康法」的疾病分類

第一節　陰陽與六氣的知識

◇陰陽的診斷法

經過了以上的說明，對於「運氣」的技法，應該可以實際應用於強身與疾病治療了。不過，當實際應用於病理上時，光是懂得技法還嫌不足。因為疾病的自我療法其根本是，必須知道如何診斷自己的體質與疾病的源由。

如此的「診斷法」在「仙道運氣健康法」上，若求其嚴密可相當複雜。在此，只依其重點介紹如下。

在這些重點當中，「實」與「虛」，「補」與「瀉」是非常重要的概念。它們是源自古代的中國哲學，稱為「陰陽理論」。如《易經》上，認為天地萬物由陰陽兩極所構成。譬如天—地之對，男—女，表—裏，初—終，高—低，長—短等等。

而這些陽—陰的要素，是由其根源之「氣」分化而成的。並且，陰陽兩要素互相影響。於是形成天地自然間的各種現象以及仰息於其內的萬物生態。

中國醫學就是根據這個理論，再廣泛應用於症狀、體質的分類或治療上。

譬如，人體內「氣」的狀況，以「虛」「實」來表示。而患病時的病勢強弱也用「虛」「實」做證明。亦即，無病時是體質的標識，患病時是病勢的指標。兩者千萬不可混淆。

以便秘的症狀而言，健康的人容易患此症狀者，多半是「實證」或體內「熱能」較多的人。反之，「虛證」體質的人，較易腹瀉。

而患病時的病勢和體質是不相關的。平時是「虛證」體質的人，不見得患病時就是「虛證」。當發了高燒，或體內水分不足時，不論體質「虛」「實」，都容易引發便秘。

在這種情況下，「虛證」體質的人，因便秘的症狀，也必須以「實證」的病勢來治療。

總之，體質的「實」「虛」與病勢的「實」「虛」絕對不可混為一談。

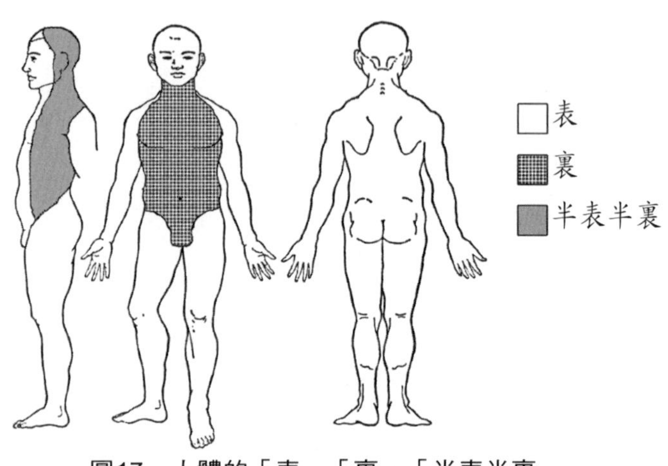

圖17　人體的「表」「裏」「半表半裏」

「實」「虛」之外，還有幾個重要的陰陽要素，其一是，表示患病部位（病位）的要素，稱為「表」「裏」。

所謂「表」，是指頭、手足、胴體的背部等部份（圖17右），而「裏」是指內臟以及胴體的正前部位（圖17中）。

另外，鼻子是「裏」，喉部是「半表半裏」，而腹脇、側頭部也是「半表半裏」。

在這些部位的某處產生了疼痛。酸軟、不快感、肌肉僵硬等症狀時，該疾病的位置就以「表」或「裏」來表示。換句話說，它們是「氣」異狀的方位指標。

譬如，頭痛是「表證」，而下腹痛是

「裏證」。

此外，表示疾病性質（病性）的陰陽要素是，「熱」與「寒」的組合。「熱」「寒」和「虛」「實」同樣都是表示「氣」的狀態，不過性質互不相同。

「實」「虛」是表示「氣」的強弱，而「熱」「寒」是表示「氣」的溫度高低。所以，「實證」時有「熱實」與「寒實」，而「虛證」時也有「熱虛」與「寒虛」之別。

「熱」「寒」除了表示體溫的異常之外，口乾、焦躁、多汗、尿濃（以上屬「熱證」），拒冷食、臉色蒼白、尿多（以上屬「寒證」）等症狀也在其所轄的範圍。

中國醫學上，經常以陽氣、陰氣來稱呼「熱」「寒」。當其呈不足狀態時，稱為「陽虛」「陰虛」，反之，極端過量時。叫做「亡陽」「亡陰」。

此「熱」「寒」也和「實」「虛」一樣，體質的「熱」「寒」與病勢的「熱」「寒」不可混同。以上，「表」「裏」是關乎疾病的所在位置，而「熱」「寒」與「實」「虛」則代表「氣」的溫度與強弱。

接著談談與體內水分相關的陰陽要素──「燥」與「濕」。

「燥」是指體內水分不足的狀態。具有這種體質的人，容易引起呼吸器系的毛病，同時，一到乾燥的季節，就會氣喘。而臉上容易生瘡長痘的人，也是屬於這種體質。最典型的疾病有中暑與糖尿病等。

「濕」與「燥」相反，是指體內水分過多，排泄不良的狀態。其症狀是，胃、腸內經常積存水分，不時發出咕嚕、咕嚕的聲響，或者小便困難，顏面、肢體容易浮腫等等。

有這種體質的人，是腎臟病的候補者，遇到濕氣較高的季節，會有濕疹、下痢等煩惱。

和此等「水」的異常相近的是「血」的異常。「水」「血」和先前提及的「氣」，是診斷病情的三大要素。

「血」的異常中，有明顯的出血症狀，如因刀割傷的外出血、因打撞造成的內出血等。另外，因血起因的各種感覺症狀，如女性的血道症所導致的臉面紅脹、歇斯底里、頭暈、貧血、月經不順等也屬於血的異常範圍。

綜合以上的說明，將診斷時的各要素集約如下。

【病位】

表——頭、手足、胴體的背部有疼痛、僵硬、酸麻、不快感等。

裏——內臟、胴體的正前部有疼痛、僵硬、酸麻、不快感等。

【氣的狀態】

熱——發熱、口乾唇裂、眼睛充血、焦躁、多汗、尿少色濃濁、時而便秘。

寒——冷感、手足、背部或腰部發冷、偏好熱飲料、臉色蒼白、尿多，時而腹瀉。

實——肌肉有力、元氣過足、患部硬痛、聲大有力，時而胡言亂語、便秘。

虛——肌肉無力、無元氣、患部僵硬外全身鬆軟，聲小無力、心悸、腹瀉。

【體液的狀態】

燥——皮膚乾癟、口乾舌燥、聲啞、手足燥熱、午後產生微熱、寢汗、指甲乾裂、便硬。

濕——尿難、手足浮腫、胃腸內水聲咕嚕，體重、食慾減退、神經痛、便軟、濕疹、帶水痰。

血——吐血、血便、鼻出血、異常的性器出血、刀傷等外部出血、痔、潰瘍引起的出血、血道症引起的臉面紅脹、歇斯底里、頭暈、視力減退、指甲色惡、無月經、月經不順。

接下來，依此表來診斷幾個例案。

A先生的症狀

⑴長期性頭痛　⑵體壯　⑶經常腹部刺痛　⑷喉易乾渴　⑸容易便秘。

⑴是表　⑵是實　⑶是裏　⑷是熱　⑸是實。

從以上的診斷，可以測知A先生的體質是屬於裏、熱、實。而表裏都有的情況下，以裏為基準來治療。治療後，仍有表的疾痛時，再以表治癒。

B女士的症狀

⑴生理失調　⑵冷症　⑶帶貧血　⑷頭重　⑸頭暈　⑹肩酸硬　⑺尿頻。

⑴是出於子宮故為裏　⑵是寒　⑶⑷⑸是血　⑹是表　⑺是寒。

以上是裏、寒、血的症狀，從這些症狀看來，B女士是屬於虛的體質。

◇六氣與陰陽要素的關係

引起疾病的原因，可大致分為內因、外因及不內外因。內因是指因七情所造成的疾病，外因是肇因於六氣，而七情、六氣之外的疾病，則屬於不內外因。其中，外因和先前的「陰陽」要素關係非常密切，在此，再做一次說明。

所謂六氣，是指以下的六個「氣」（稱氣候較正確）。當它肇因引致疾病時，特稱為六淫或六邪，各個氣都和特定的季節相對應。

風——春季
暑、火——夏季
濕——梅雨季
燥——秋季
寒——冬季

不過，六氣與季節間的關係並非絕對的。譬如，冬季久居暖房設備優良的室內，也會引發燥邪或火邪。所以，六氣與季節的關係只是一個大概的參考而已。

當六氣變邪氣作怪時，是因為「氣」的陰陽不協調所引起的。若是「氣」的狀況協調，六氣反而對人體有正面影響。

譬如，夏天的暑氣，對健康的人而言，是鍛鍊身體的好機會。大大地運動、飽食、爽快地流汗後，一切的暑氣、火氣都煙消雲散。

那麼，當六氣變六邪導致疾病時，該病稱為外感病。內容是風病、暑病、火病、濕病、燥病及寒病。這些名稱和先前的陰陽要素，有幾個重複。不過，陰陽要素還包括體質的陰陽，含意較廣。

以下以「證」來稱呼陰陽，以為區別。以「燥」「濕」為例：

燥證
- 具有燥的體質時（無病）
- 因燥邪引起燥病時（發病的狀態）

濕證
- 具有濕的體質時（無病）
- 因濕邪引起濕病時（發病的狀態）

所以，提到「證」時，不光只指發病的症狀，也包含體質。

「濕證」「燥證」之外，「陰陽診斷法」上，也有「寒」證。除此之外的名稱，似乎是外感病所專有，事實並非如此。

所謂火與熱，究其意和「陰陽診斷法」的「熱證」相通。所以，除了「風」之外，其餘五個要素都和「陰陽」要素相關。

「風」和自然界的風相關。以春季和風相對應，也是因為春季多風的關係，而此概念源自《易經》而來。

「易」的意義，現在已降格為卜卦算命之流，但其本義是，窮究自然界循環系統的自然哲學。而「易」的根本，是證明「氣」如何在天地自然界運作，而形成天地萬物與各種現象。

所以，從哲學、宗教、科學、技術、醫術、占卜乃至武術，舉凡是有體系的組織，無不和易的思想牽連。

當然，其運用法隨各個學問而不同。不過，其根本要素都一樣。譬如先前提及的陰陽，或是六氣與季節的關係等。

嚴密說來，六氣與季節的關係，原本是天地萬物五行說中，五個分類中的一部分（表1）。

表1　五行表

五行	臟	腑	五色	五氣	五季	五根	五主	五　精	五味	五　位	五方
木	肝	膽	青	風	春	眼	筋	怒	酸	頸、項	東
火	心	小腸	紅	暑	夏	舌	脈	喜	苦	胸、脇	南
土	脾	胃	黄	濕	長夏	口	肉	思、考	甘	脊	中央
金	肺	大腸	白	燥	秋	鼻	皮毛	愁、悲	辣	肩、背	西
水	腎	膀胱	黑	寒	冬	耳	骨	驚、恐	鹹	腰、股	北

除此之外，易還利用陰陽的組合，創出了八卦，然後八卦再與八卦重組成為六十四卦。而陰陽與五行的組合，還有十干、十二支等各種要素。

礙於篇幅，對易的說明只能粗淺到此，不過，風的由來源自易的概念，對以後風的說明有注釋之便。

所謂風，其含意甚廣，除了自然界吹拂的風之外，和風的性質相近的東西都稱為風。

如中風這個疾病，是一種無形的氣流侵襲人體，而引起麻痺等的病變。

另外，風濕病又名風痺，是風邪侵入經脈，在疼痛的部位到處移動所致。不僅是風濕病，一般的神經痛都屬於風病。

風病的最典型疾病是感冒（又名風邪）。它是頭痛、體痛等神經的疼痛，或是遇風則冷顫、不適等風的症狀突然加諸人體而來。

以現代的用語來說，「風病」是指帶有神經系統異常的疾病。病因雖說是來自「風」，實際上是結果如風的症狀顯示而已。換句話說，因風致病的較少，多半是寒、火、濕、寒暖的差距急變而起因的。

六氣與其所引起的疾病如左列。

【風病】

原因——寒、暑、火、濕、氣候急變、七情。

症狀——神經痛、麻痺、酸麻、癢、肌肉緊張、風疹、感冒的各種症狀（頭痛、畏寒、流鼻水）。

【火病、暑病】

原因——夏暑、高熱、七情。

症狀——多汗、面赤、意識混沌、多言、口渴、焦躁、發狂似地到處亂動

（嚴重時意識不明、靜止不動）＝陰陽的嚴重「熱證」。

【濕病】

原因——長雨季節、濕氣多、濕的體質者則出自七情。

症狀——與陰陽的濕證同。

【燥病】

原因——乾燥氣候、乾燥場所、燥的體質者則出自七情。

症狀——與陰陽的燥證同。

【寒病】

原因——寒冷氣候、過冷場所、寒濕地、陽氣不足。

症狀——與陰陽的寒證同。

陰陽要素與六氣的關係說明到此。本書主要是以這兩個分類法為中心來進行診斷與治療的。真正的中國醫學，除了以上所舉例說明的各種要素外，還有細數不清的各種名目，集合成一個完整龐大的體系。在此，無法詳細介紹，不過，最低限度對於一些專門術語的語義，要能耳熟能詳。

表2　十二正經的相關關係

水		金		土		水				木	
						相火		君火			
膀胱經	腎經	大腸經	肺經	胃經	脾經	三焦經	心包經	小腸經	心經	膽經	肝經
足太陽	足少陰	手陽明	手太陰	足陽明	足太陰	手少陽	手厥陰	手太陽	手少陰	足少陽	足厥陰

首先是內因中提及的七情。它是指怒、喜、慮、愁、悲、恐、驚等心理情緒作用。

依五行理論而言，它們還各與特定的六氣、臟腑等相對應。但從實際的發病原因看來，除了思慮與胃的關係外，其他並無絕對的必然性。

不過，七情的作用過烈時，仍會引發疾病，所以，「氣」的調和不順的人，對各組對應關係還是要留意。

接著再談臟腑關係，木是對應肝、膽，火是心、小腸，土是脾、胃，金是肺、大腸，而水是腎、膀胱。

依五行理論，此臟腑也和特定的六氣相對應，不過，比照實際發病的原因，它們的關係也非必然性。

最後是經絡的問題。人體內的主要經絡有十二支，所以易的理論將它們稱為「十二支」。

不過，經絡之數也非必然值。譬如，利用經絡、穴道的針灸醫學，除了使用主要的十二支經絡外，還利用二支特殊的經絡。

而主要的十二支經絡稱為十二正經，特殊經絡稱為奇經。奇經除了此二支之外，還有其他六支，合稱奇經八脈。奇經八脈是仙道上運作「氣」時的重要路線。

◇十二支「氣」的通道

十二正經身負療病、強身等相當重要的職責。尤其是各經絡上的穴道，對針灸醫學是不可或缺。

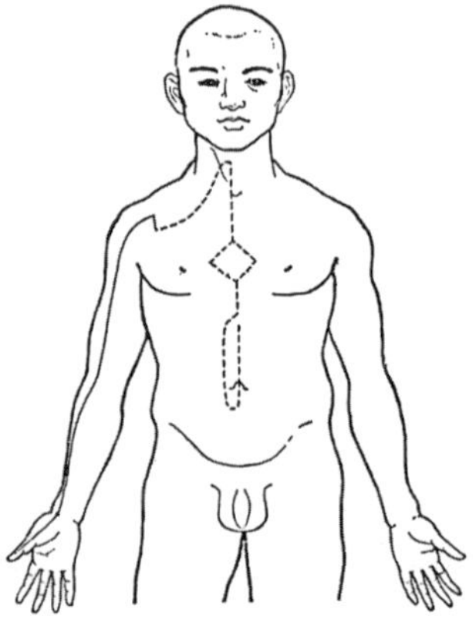

圖18　手太陰肺經

【通道】上胸部外側↓上肢內側前緣↓拇指末端

【異常】肺、喉的疾病、胸部疾病

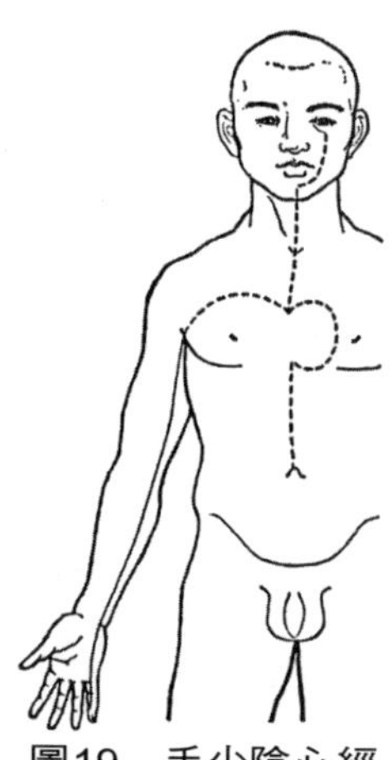

圖19　手少陰心經

【通道】腋下↓上腋內側後緣↓小指尖

【異常】心臟病、精神病、胸部的疾病

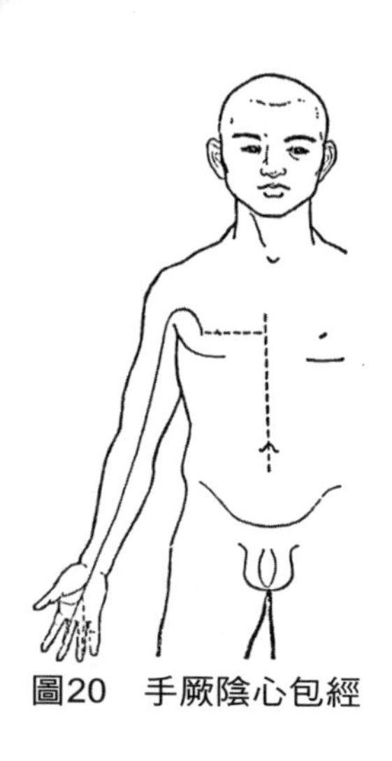

圖20　手厥陰心包經

【通道】乳橫部↓上肢內側中央↓手中指末端

【異常】心、胃病、精神病、胸部疾病

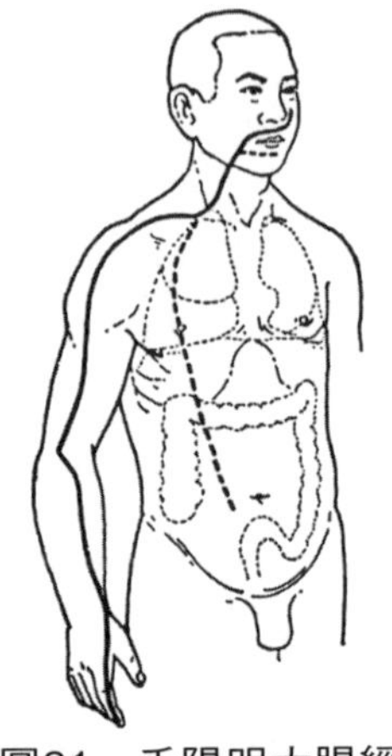
圖21　手陽明大腸經

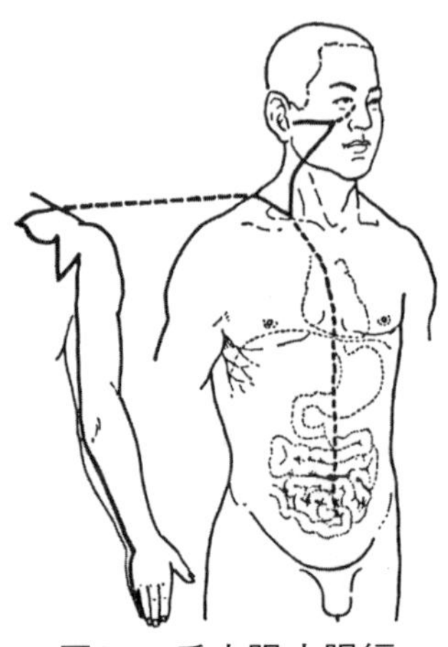
圖22　手太陽小腸經

【通道】食指前端↓上肢外側前緣↓頸部鼻側

【異常】前頭、鼻、口、齒等的疾病、眼病、咽喉病、發熱病

【通道】手小指外側↓上肢外側後緣↓肩胛骨部↓頸橫部↓耳前

【異常】後頭、肩的病痛，精神病、耳、眼、咽喉病、發熱病

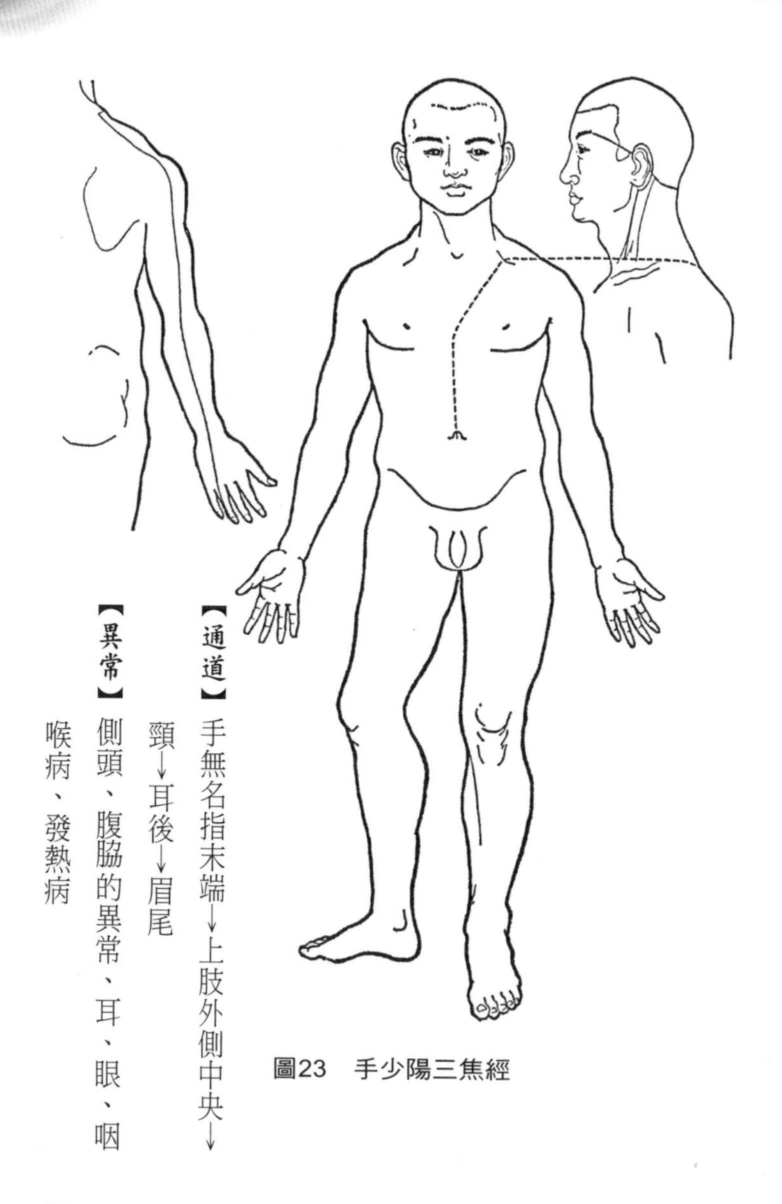

【通道】手無名指末端↓上肢外側中央↓頸↓耳後↓眉尾

【異常】側頭、腹脇的異常、耳、眼、咽喉病、發熱病

圖23　手少陽三焦經

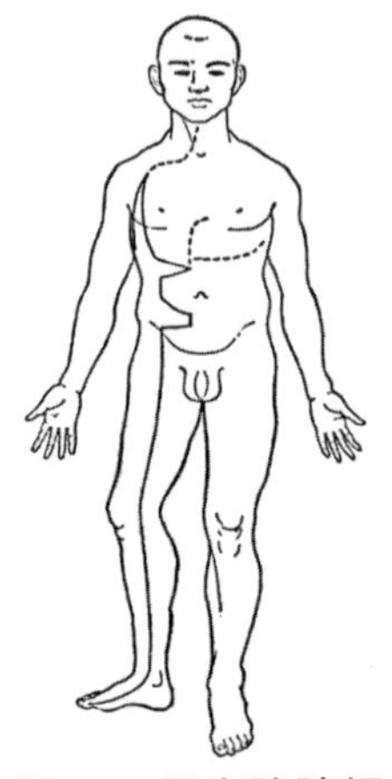

圖24　足太陰脾經

【通道】腳拇趾內側→下肢內側前緣→胸腹部

【異常】脾、胃病、子宮病、泌尿器系病

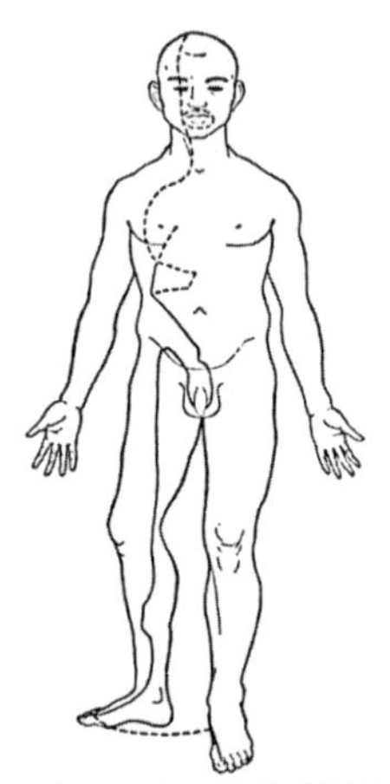

圖25　足厥陰肝經

【通道】腳拇趾外側→下肢內側中央→陰部→腹脇

【異常】肝病、性器病、子宮病、泌尿器系疾病

【通道】腳底↓下肢內側後緣↓胸腹部

【異常】腎、咽喉病、肺病、子宮病、泌尿器系疾患

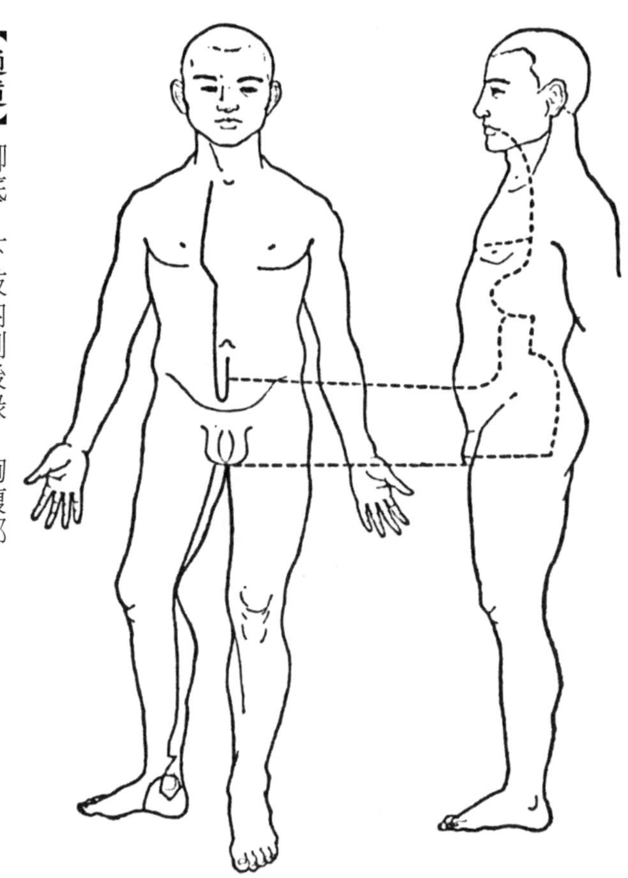

圖26　足少陰腎經

【通道】目頭↓頭頂↓脊背↓腰↓下肢後側↓腳小趾外側

【異常】後頭、腰、背的異常、眼病、精神病、發熱病

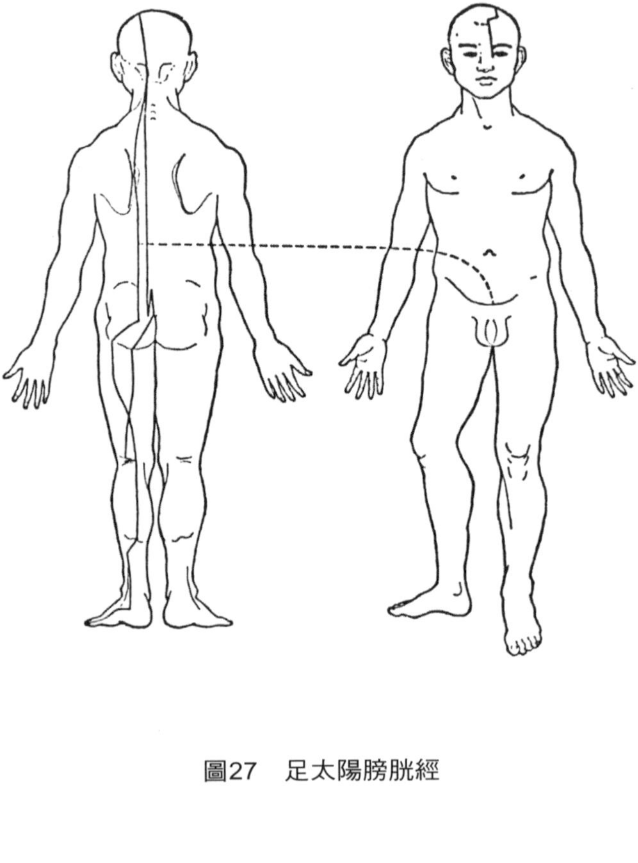

圖27　足太陽膀胱經

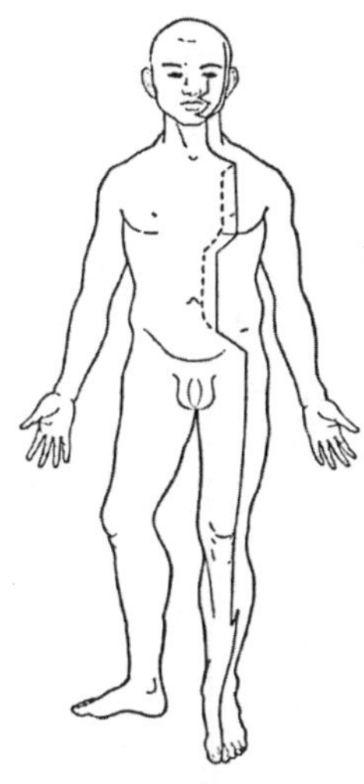

圖28　足陽明胃經

【通道】目下↓頸、胸腹部前面↓下肢前側↓腳食趾

【異常】前頭、口、齒、咽喉等疾病、胃腸病、精神病、發熱病

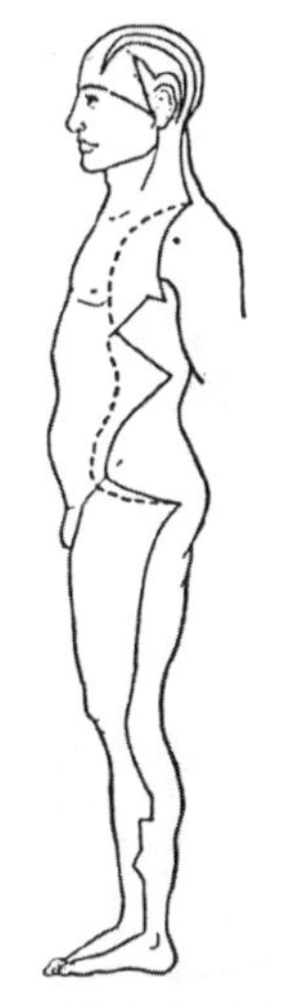

圖29　足少陽膽腎經

【通道】眼角↓太陽穴↓胸脇↓腰↓下肢外側↓腳無名趾外側

【異常】側頭、腹脇的異常、眼、耳病、精神病、發熱病

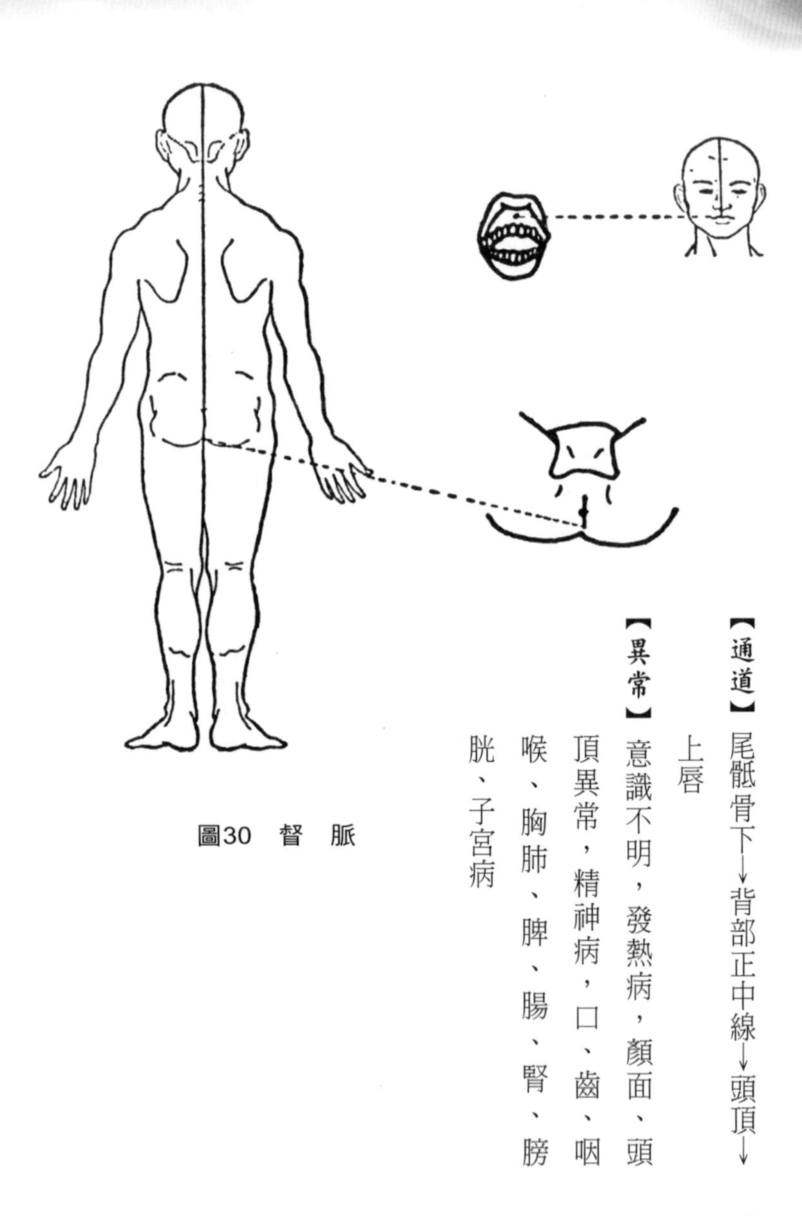

圖30　督　脈

【通道】尾骶骨下→背部正中線→頭頂→上唇

【異常】意識不明，發熱病，顏面、頭頂異常，精神病，口、齒、咽喉、胸肺、脾、腸、腎、膀胱、子宮病

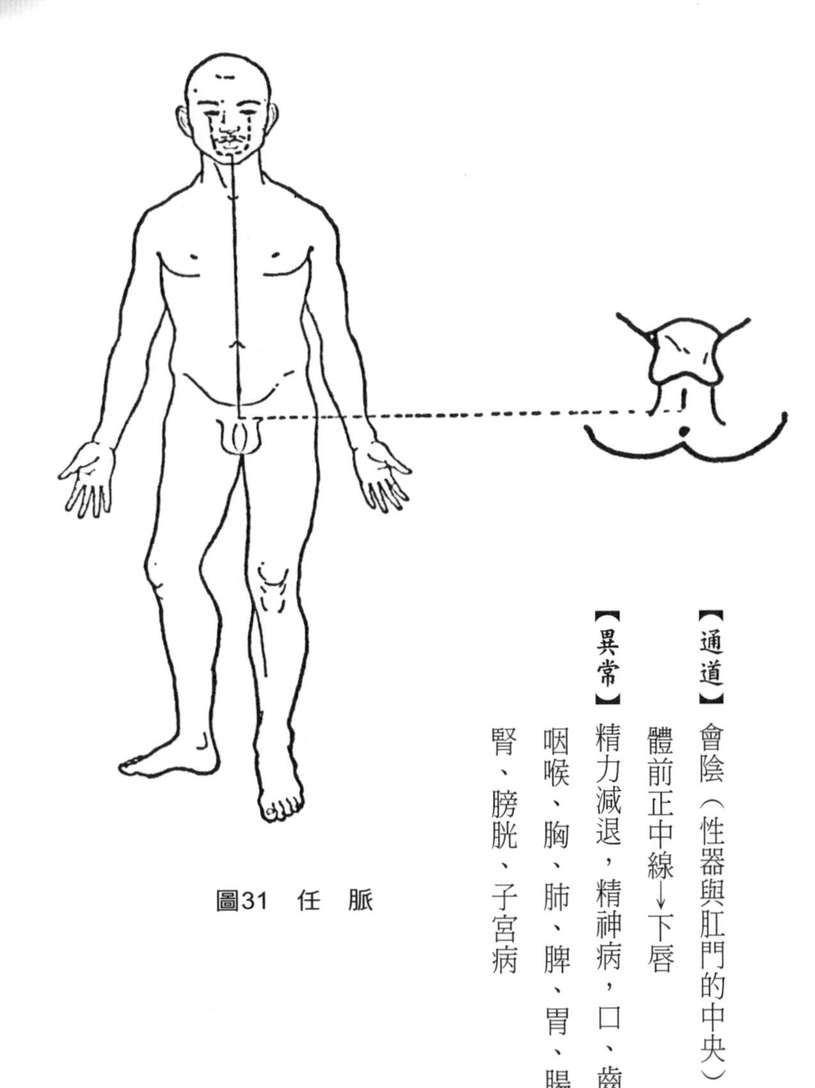

圖31 任 脈

【通道】會陰（性器與肛門的中央）↓體前正中線↓下唇

【異常】精力減退，精神病，口、齒、咽喉、胸、肺、脾、胃、腸、腎、膀胱、子宮病

先看表2。裏面的肝經或脾經等經絡，和同樣名稱的內臟關係非常密切。所以治癒這些經絡的異常，同時也治癒了同名內臟的疾患。

在異常症狀裏，經常出現的「精神病」，並不光指精神狂亂之病變，失眠、歇斯底里等輕度的精神異常也包涵在內。

接下來將十二正經的通道以及其所易引發的異常，依傳統的氣的流向順序，簡略如下。

第二節　依症狀診斷

當實際運用「仙道運氣健康法」來診斷體質或病情時，第一步驟要先辨別異常的位置，亦即認清病位。

而病位是由「表」「裏」來表示。

「表」是指在頭、背、手足等處產生疼痛、酸痲、無力、癢、鈍重等異狀。本書即根據此三個部位，介紹了各種「表」的疾病及其治療法。

「裏」是指在喉胸間、上腹部、下腹部等身體的前部位，產生了疼痛、滯脹感、鈍重感及麻痺等症狀。後面的幾個章節，也是依據各個「裏」的部位，介紹其疾病及治療法。

另外，兼具「表證」「裏證」的人，或是「表證」「裏證」的疾病各有數處的情況下，依下面的方法處置。

【「表」「裏」皆有者】

△先有「裏證」而後「表證」以急性病復加時↓先以「表」治癒後，再以「裏」治。

△先有「表證」而後「裏證」復發時↓先治「裏證」後治「表證」。

△一開始即「表」「裏」異常者↓先治「裏證」後治「表證」。

【「裏證」中數處異常者】

△「喉至胸間」＋「上腹部」

△「喉至胸間」＋「下腹部」

△「上腹部」＋「下腹部」

△「喉至胸間」＋「上腹部」＋「下腹部」

任何一種情況下，都先從部位較下的異常治療起，再往上治療。

【「表證」中數處異常者】

不管是那些部位，都依「頭部」↓「背部」↓「手足」的順序治療。

治療時為何要依此順位呢？因為必須最早治療的部位，是人體內最脆弱的地方，如果不及時治療，恐怕會有嚴重的後果產生。同時，因治療法的技術，光是治癒了優先的部位，其餘的部位也能同時療癒。

當病位決定之後，就要判斷是屬於何種症狀。譬如「頭部的異常」中，有頭痛、感冒、頭暈、精神異常、失眠、暑病、高熱病等許多症狀。

中國醫學的獨特點之一是，不用病名，以症狀來表示疾病。西洋醫學若是病名不詳，就不知從何診斷，只是束手無策。

在這一點上，中國醫學的診斷就無處不包了。譬如，光是說「沒元氣」，也能對此症候下診治療了。

第四章

頭部的異常

第一節　頭痛與感冒都是風作祟

頭痛是很普遍的症狀，常是各種疾病的併發症。而在「仙道運氣健康法」上，不論肇因為何，一律將頭痛列為風病。

一提及頭痛，自然就連想起感冒，其實二者之間並無絕對的因果關係。不過兩者都屬於風病，而且症狀略同，所以治療法也互為通用。但是，頭痛、感冒畢竟是兩種症狀，其間仍是有所差別。在此將它們區分如左。

一、是帶有感冒症狀的頭痛。這在感冒項目裏說明。

二、是不帶感冒症狀的頭痛。這就以頭痛的名稱來說明。

◇感冒的症狀分類與治療法

感冒可分為風寒證與風熱證來治療。

風寒證的症狀

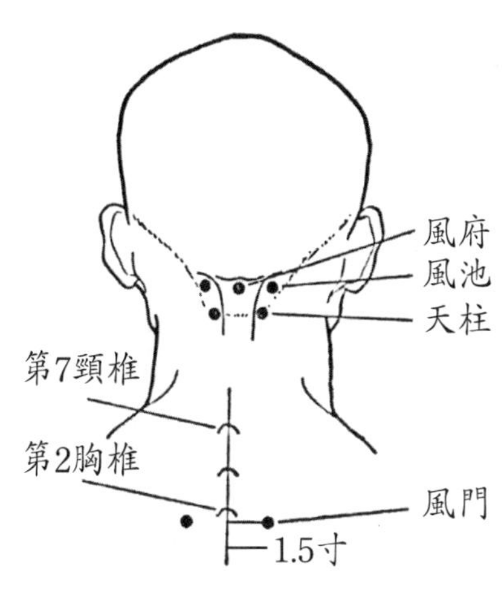

圖32　有效治療風寒證的穴道

所謂風寒證，是指帶有下列症狀者。發熱、畏寒、頭痛、頸項或背部僵痛、疼痛感、鼻塞、流鼻水、咳嗽、吐白痰、手足關節疼痛、口不乾渴。舌上泛白斑等等。

治療風寒證的導引與穴道

利用導引的技法，在頸項與背脊間的僵痛處，順勢搓揉。

用指尖在風池、風府、天柱、風門等穴道上，連續按壓三至五分鐘。（圖32）

依情況也可以利用溫條灸在頸項與背部間施灸十至十五分鐘，或者，在不燙傷的程度下，在這個部位放置厚布包裹的電氣爐。

如果以上的處理，仍舊不能消除手足末端或腰部的冷感時，就在雙腳底、足趾尖以及膝頭背部的委中穴道（圖33）施用溫條灸五至十分鐘。

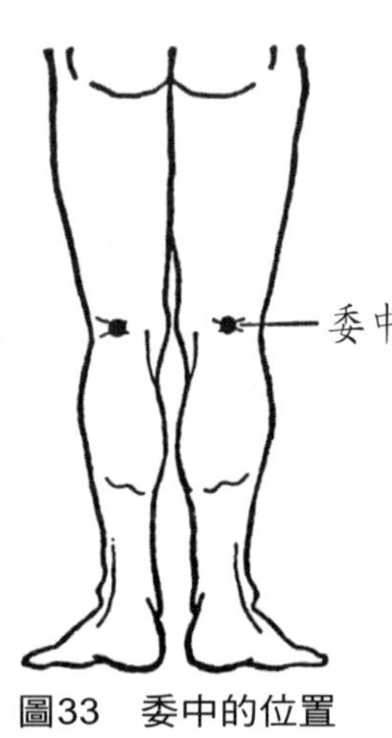

圖33　委中的位置

治療風寒證的內用方

充分地實施了以上的技法之後，就服用下面三種藥方。三藥方效果相同。

【藥方】㈠

鮮葱頭（葱頭的嫩白部分）三～五條

豆豉……………………………十公克

薑………………………………五公克

用開水煎煮五分鐘左右，趁熱服用。

【藥方】㈡

紫蘇……………………………六公克

薄荷……………………………六公克

荊芥……………………………六公克

與藥方㈠相同方式煎煮與服用。

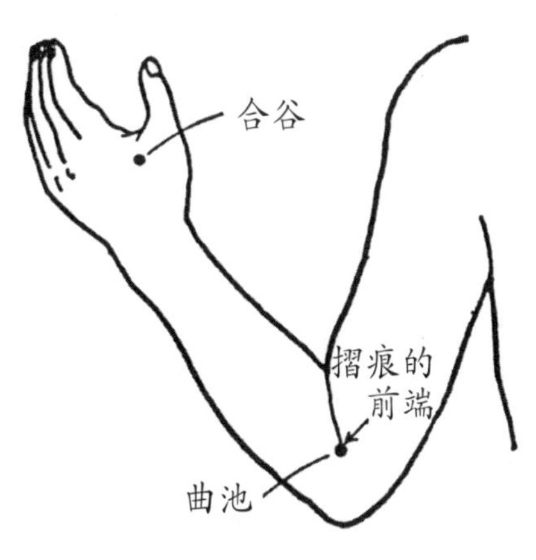

圖34　合谷穴和曲池穴

【藥方】(三)

麻黃……………………三公克
葛根……………………十公克
川芎……………………五公克
桂枝……………………三公克
甘草……………………二公克

這個藥方較適合於頸項僵痛及頭痛特別嚴重者。

利用到目前解說的治療法後，出汗就表示處置正確，接下來只要保暖、好好休息，就可痊癒。

若是不出汗，頭痛也未減輕時。就在手上的合谷、曲池等穴道（圖34）上仔細地搓揉，再施灸約十至十二分鐘。怕留下灸痕

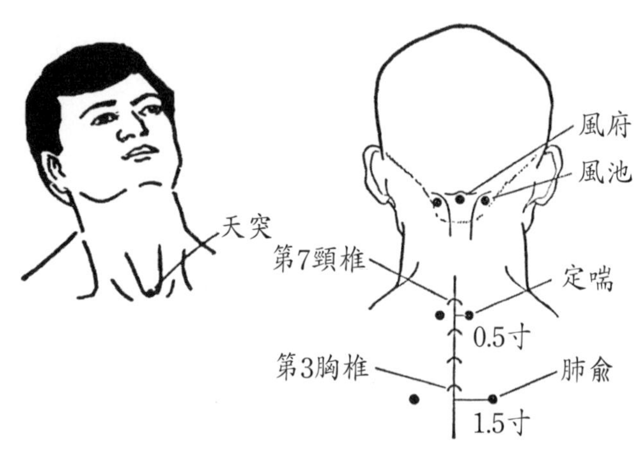

圖35　有效治療喉嚨腫痛、劇咳的穴道

者，可利用溫條灸施灸十至十五分鐘。

風熱證的症狀

風熱證的感冒是指，不太畏寒，卻是高熱不下的感冒。伴有頭痛、鼻塞等症狀是和風寒證同。但咳得厲害、喉嚨腫痛、口乾、舌帶黃苔等症狀是其特異處。

治療風熱證的導引與穴道

和風寒證同樣，都是在風池、風府等穴道指壓，或者在其附近僵痛處用導引按摩。但是，卻不可以用溫條灸等熱療法。

喉嚨腫痛、劇咳時，可在天突、定喘、肺俞等穴道上，或腫脹部分貼小磁石治療（圖35）。

或者用指尖用力在頸、肩等僵痛的部

位抓捏，直到輕微瘀血的程度。

這些療法若還無效時，就利用火罐、七星針、三稜針等瀉血療法。

治療風熱證的內用方

竹葉……………六公克
薄荷……………三公克
杏仁……………五公克
連翹……………五公克

◇頭痛的症狀分類與治療法

頭痛依治療法的不同，有兩大分類。一是根據疼痛部位的分類法，二是根據症狀的分類法。前者主要是利用經絡治療，後者則是藥材治療。

㈠依疼痛部位的分類與治療法

頭頂的疼痛

在百會、通天等穴道上（圖36左上）指壓二～五分鐘。或者將手掌放在頭頂

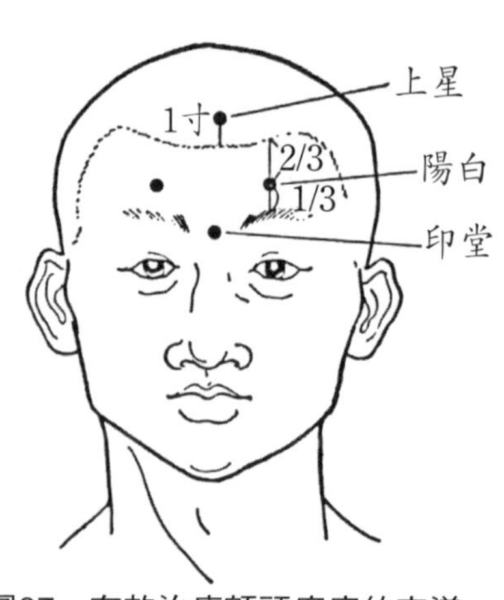

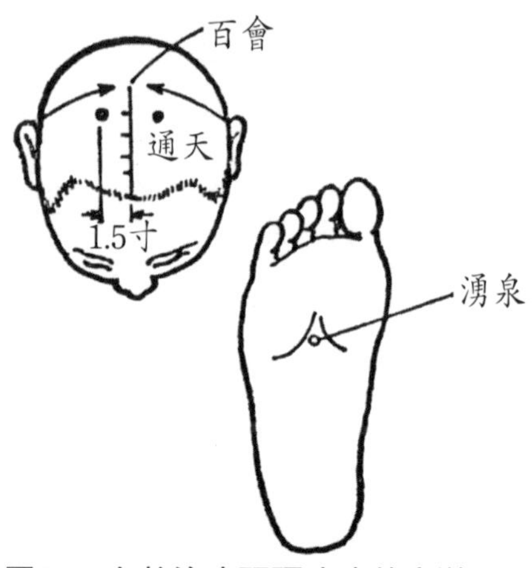

圖37　有效治療額頭疼痛的穴道　　圖36　有效治療頭頂疼痛的穴道

上按壓持續約十～十五分鐘。

也可以在腳底的湧泉穴（圖36右下）上施灸十～十五分鐘，或用溫條灸施灸十分鐘左右。

額頭的疼痛

在陽白、上星、印堂等穴上（圖37）指壓約三～五分鐘。或者將手掌牢貼在額頭上，做前後左右搓揉。（若疼痛反而更烈，則取消）

再怎麼也治不好的人，或是習慣性疼痛者，用三稜針在陽白穴上取少許血。

偏頭痛

在太陽、率谷等穴上（圖38）指壓。同時也在其他的側頭部輕揉。

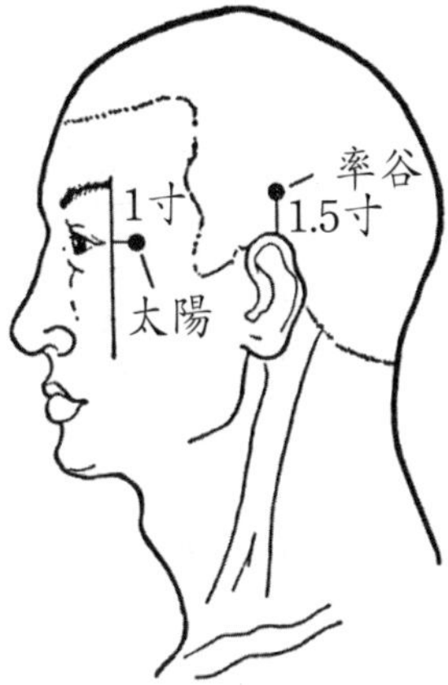

圖38　有效治療偏頭痛的穴道

或用小磁石貼在太陽、率谷等穴上。

經過以上的治療仍無起色時，可在太陽穴上放置火罐約三十分鐘，或用三稜針取少量血。

後頭痛

後頭痛和感冒時的治療法相同。請參照感冒項目中的風寒證。

除了以上說明的治療法之外。習慣性頭痛者，最好每天勤做呼吸法。方法是輕短吸氣後，再慢慢地一邊縮扁下腹地吐氣，最好是把氣完全吐盡為佳。

㈡依症狀的分類及內用方

風寒頭痛

遇風、寒則劇烈頭痛，而口不乾渴的症狀。不覺得臉脹耳赤是其特徵。

煎煮以下的藥方服用。

川芎……………二公克

白芷……………三公克

羌活……………二公克

防風……………三公克

蔥頭……………三條

甘草……一・五公克

風熱頭痛

這與感冒的風熱證相同，藥方也共通。

風濕頭痛

頭重感勝過頭痛，而且全身無力鈍重。特徵是鳩尾附近阻塞感，或是胃部沈重感。濕氣多或氣候急變時，最容易罹患。

蒼朮……………三公克

羌活……………三公克

薏仁……………六公克

偏頭痛

頭側部的疼痛。有時疼痛會波及牙齒或眼睛。依寒（口不乾渴）。熱（口乾）證的不同，藥方也互異。

【寒證藥方】

荊芥……………三公克
黑豆……………五公克
薑………………三公克

【熱證藥方】

川芎……………四公克
白芷……………五公克
柴胡……………一公克
白芍……………五公克
香附子…………二公克
白芥子…………三公克

鬱李仁……………一公克

甘草……………一公克

這個藥方若是不畏寒，手足也不冰冷的話，口不乾渴者也可以服用。

內熱頭痛

是因內臟帶熱所引起的頭痛。具有頭面紅潮、焦躁、失眠、口苦、口乾等症狀。

黃芩……………四公克

黃連……………一．五公克

梔子……………三公克

菊花……………四公克

甘草……………一公克

內寒頭痛

背部或手足末端冰冷。頭部沈重感、全身無力等症狀。

當歸……………四公克

桂枝……………二公克
薑……………三公克

血虛頭痛

因貧血所造成的頭痛。具有頭暈。臉色發白、手腳冰冷以及指甲色惡等症狀。（有二組藥方）

【藥方㈠】

當歸……………四公克
黃耆……………八公克
白芷……………四公克

【藥方㈡】

當歸……………四公克
川芎……………四公克

㈢留意預防法

頭痛的治療，必須依頭痛部位及症狀不同的分類，雙管齊下治療。只是慢性的習慣頭痛者，平常就要留意預防。

預防法除了前述的呼吸法之外，還有以下的方法。

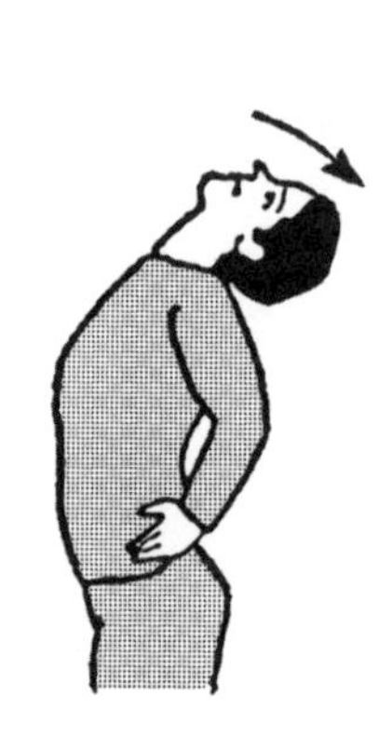
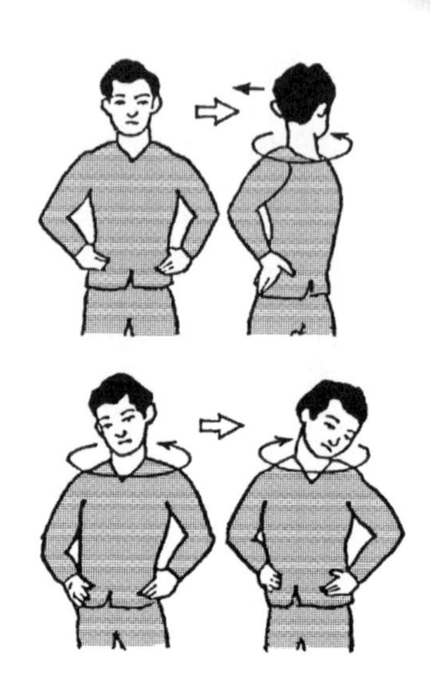

圖39　有效治療頭痛的導引法
（請參考「仙人成仙術」78頁）

冥想法

弛緩型的冥想法較適合。全身放鬆後，把意識輕輕地集中在頭部。要訣是，眉間不可因思慮起皺角。

讓意識呈半昏睡狀態。如果運用此冥想法，反而變得焦躁時，可坐在椅子上，把意識從頭部轉移到腳尖即可。

頸周的導引

大多數容易頭痛的人，頸項或背部肌肉都有僵痛感。把此僵痛治療後，多半頭痛也消除或是減輕了。

方法簡單，把頸項從右或左往後旋轉。從左側旋轉時，視線朝向右方，從右側旋轉時，視線則朝向左方。（圖39

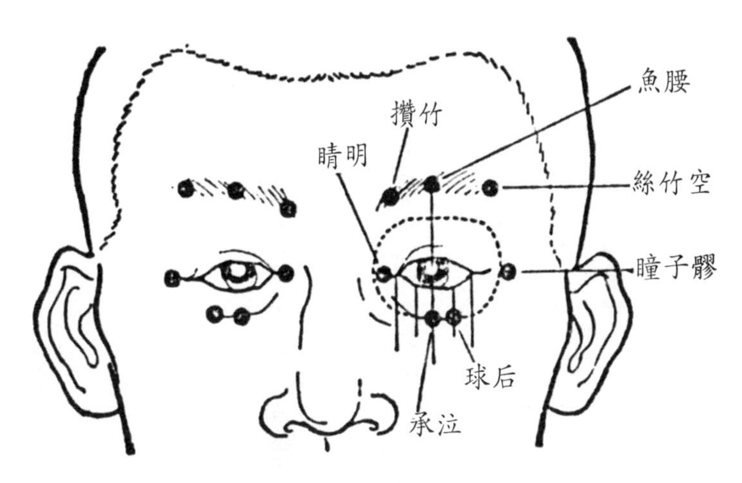

圖40　眼睛四周的穴道

右上）

接著，頸項再左右互繞一圈旋轉。（圖39右下）

這二個動作各做二十四次。

最後的動作是，將頸項及背部往後屈反，然後靜止該動作三十～六十秒。（圖39左）。這個運動每天一有空就可以做上數次。

另外，用眼力過多者也容易頭痛，所以，要經常搓揉眼睛四周，使其肌肉鬆弛。

然後在睛明、鑽竹、魚腰、絲竹空、瞳子髎、球后、承泣等穴道上，輕輕地指壓一、二分鐘。（圖40）

第二節　「頭暈」面面觀

頭暈也是風病的一種。它和頭痛關係密切，有時兩症狀會同時出現。不過，兩症狀仍互有差別，不可混同。

◇頭暈的症狀分類與治療法

治療頭暈的導引

虛證嚴重時，可在脾俞、腎俞、足三里、氣海（圖41）等處施用溫條灸。否則在百會、顖會、大椎、湧泉、風池、印堂等穴道上用指尖導引（圖42）。

治療頭暈的內用方

藥方要分「虛」「實」來服用。

【虛證者的頭暈】

沒元氣、頭暈、眼睛刺痛、心悸不安、腰或足無力、手足掌發熱、耳鳴、指甲或臉色蒼白。

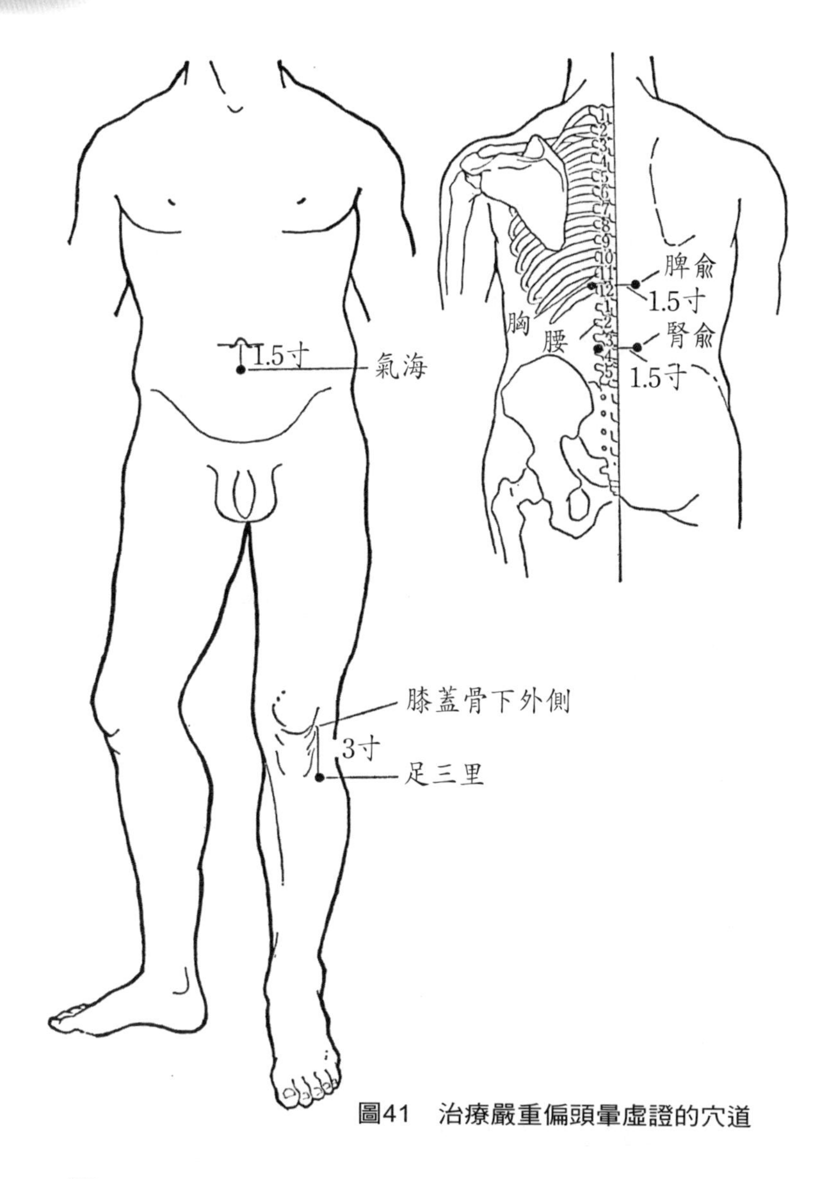

圖41　治療嚴重偏頭暈虛證的穴道

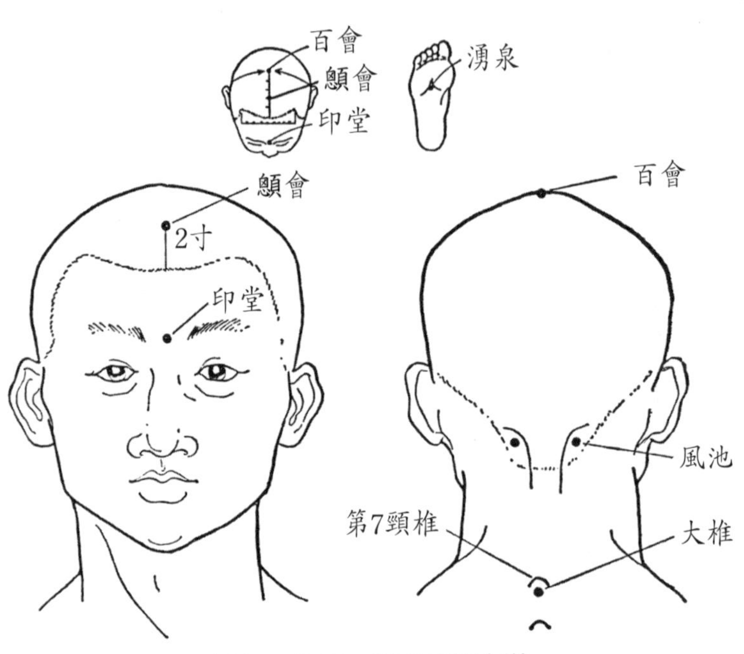

圖42　治療一般頭暈的穴道

有二組藥方可服用。

【藥方(一)】

白朮……………十公克

附子……………三公克

甘草……一．五公克

【藥方(二)】

當歸……………五公克

川芎……………二公克

菊花……………七公克

【實證者的頭暈】

頭暈、眼睛刺痛、噁心、胸部不快感、焦躁、口喉等處乾渴。臉赤、舌上有白或黃苔。

有二組藥方可服用。

【藥方㈠】

薄荷葉……………一公克
蔓荊子……………三公克
梔子………………二公克
夏枯草……………四公克

【藥方㈡】

半夏………………三公克
陳皮………………二公克
茯苓………………三公克
竹茹………………四公克
枳實………………二公克
黃連……一・五公克
甘草……一・五公克

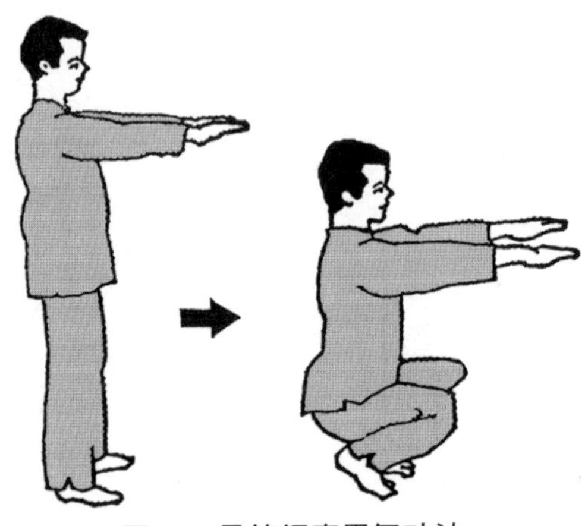
圖43　易筋經應用氣功法

另外，實證者服用「黃連解毒湯」也有效。若是肋骨附近感覺鬱悶不順暢時，可服用「龍膽瀉肝湯」，而便秘情況嚴重時，則服用「三黃瀉心湯」。

治療頭暈的氣功法

頭暈是因為全身的血氣不順暢所造成的，所以，光是利用穴道指壓以及藥物治療，並不能根治。必須和以下所述的易筋經氣功法相配合才能成效。

做法是，⑴先挺胸直立，腳幅與肩幅同寬、平行。雙手往前直伸與肩同高。

⑵保持這個姿勢，雙腳彎曲成兔子跳的姿態（圖43）。足尖一定要挺立。

⑶再返回直立的姿勢，盡量只用腳與

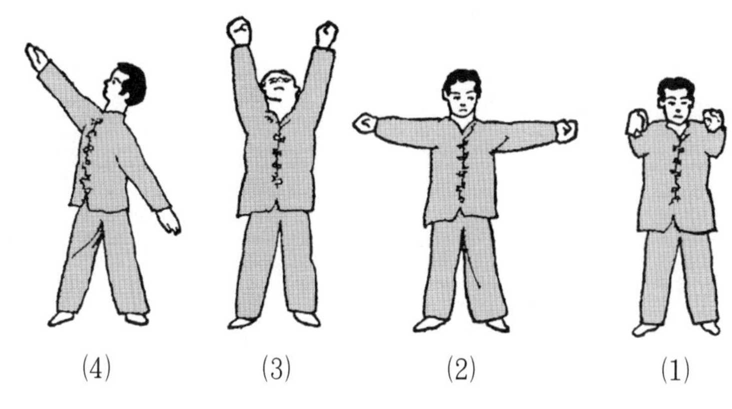

圖44　治療頭暈氣功法

腰力站直。要訣是挺立或屈身時，背部一定要挺直。做動作時，若背部彎曲，此氣功法就不能達成效果。

另外，要留意的是呼吸。身體往下屈沈時，由口吐氣，挺身站立時，由鼻吸氣。大約吸吐二十次。

然後，挺胸站直的姿勢下，將伸直的手的手指，配合著呼吸張合。握拳時吐氣，開掌時吸氣。反之亦可。

如此進行二十～三十次後，改換下面的姿勢（圖44(1)～(4)），每個姿勢各做二十～三十次，同時配合著呼吸，手指做張合的動作。

第三節　「精神的異常」與失眠

這裏所指的精神異常，並非精神錯亂之類，而是指帶有歇斯底里的症狀。

◇症狀分類與治療法

精神的異常多半屬於火病。亦即體內的熱能過剩。

本來體內熱能多，是表示生命活動旺盛，但是，有些人的熱能並不往體外發散作用，全積鬱在體內，結果往頭部集中。

換句話說，所謂精神的異常，是指體內過多的熱能，無法順利往體外發散的狀態。原因雖然很多，主要肇因於意識過分內向。

火病之外，也有濕病，這主要是指鬱病，原因是胃內滯水，引起消化機能低落，而造成胃部不快，意氣消沈等症狀。

而失眠和因火病造成的精神異常相比，可以說是其輕微的症狀。換句話說，

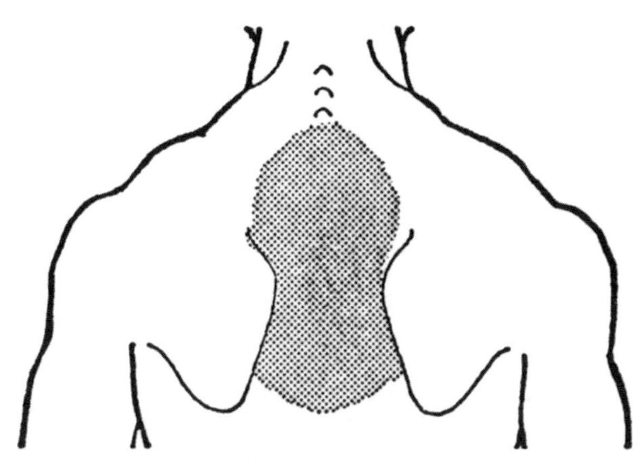

圖45　有效治療火病症狀的導引範圍

是一整天為「火病」所作祟，或是睡眠時遭火病所困擾的差別。

治療火病引起的精神異常的導引與穴道

心悸、記憶力減退、頭痛頭暈、焦躁不安、食慾不振等症狀出現時，就用手掌在背部導引五十次左右（圖45），在頸背後用指尖上下導引。

或者在神門、三陰交、安眠等穴上，各指壓三～五分鐘（圖46）。然後在各穴上貼上小磁石。

若是這些治療還不能達成效果，在太陽、風池、內關、足三里（圖47）等穴上也做指壓，並貼上小磁石。

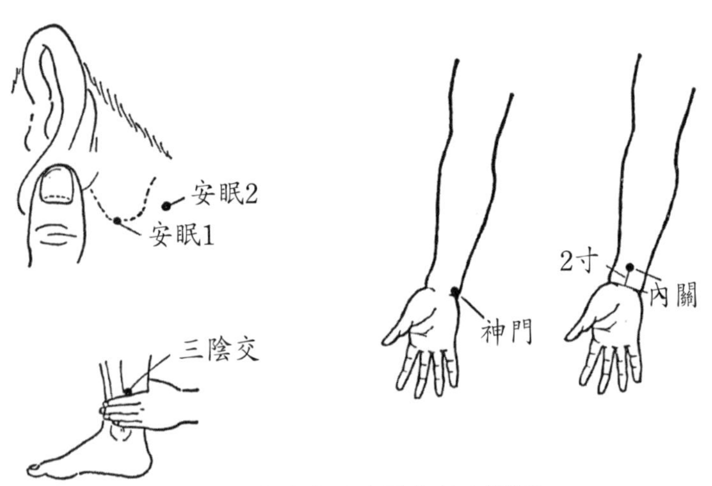

圖46　治療火病症狀有效穴道(1)

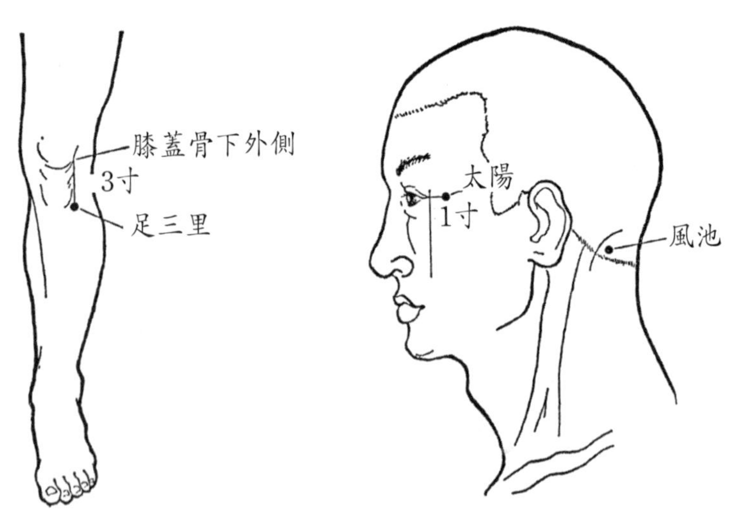

圖47　治療火病症狀有效穴道(2)

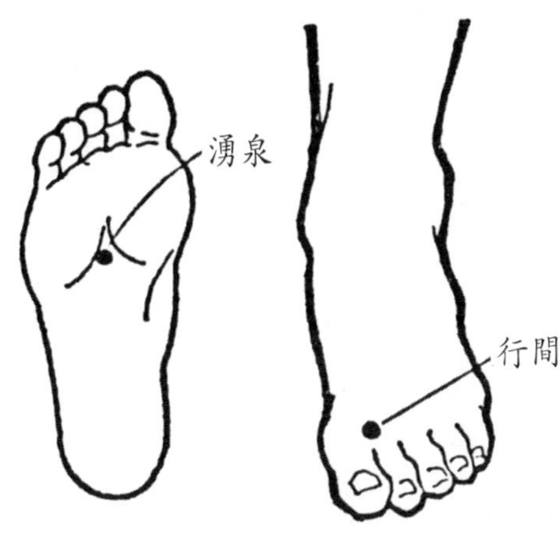

圖48　治療容易驚嚇、不安者的穴道

特別是容易驚嚇、或強烈不安的人，可在行間、湧泉（圖48）。三陰交等處施灸各五～十分鐘，在腳底彎曲處置溫條灸十～二十分鐘，使其暖和。

治療火病引起的精神異常的內用方

下面幾組藥方要經常服用。

【藥方㈠】

酸棗仁……………………十五公克

（在炒鍋上輕輕炒過，用適量的水煎熬。睡前一、二個鐘頭飲用一飯碗量）

【藥方㈡】

蓮肉……………………五公克

大棗……………………三公克

龍眼肉……………………五公克

這組藥方適合體弱者，喉嚨容易乾渴者不可服用。

【藥方㈢】

麥片

（神經容易興奮者，最好常食麥片）

【藥方㈣】

遠志……………四公克

茯苓……………四公克

酸棗仁…………四公克

這組藥方最適於失眠、不安，或身體燥熱感者。

這些藥方都美味可口，服用簡易。另外，大棗、龍眼不要煎煮，用薑汁濾過後食用為佳。市販的酸棗仁湯、甘麥大棗湯也可利用。

神經過敏的人，平常要多吃維他命C與鈣質。每天榨一個檸檬汁飲用，鈣質則從小魚干上攝取。

治療濕證引起的精神異常的導引與穴道

胃或腸內積水做響、食慾不振又消化不良。心情鬱悶、腹部鼓脹、經常有鬱悶感等，當出現這些症狀時，就屬於濕證。

把雙手手掌平貼在上腹部，不用力卻快速地做上下振動。同時，在下半身不停地揉搓時，一定會在某處找到肌肉僵結的地方。

當在背部的胃裏側附近，發現僵痛部分時，就仰面正躺，手握拳後置於該處，用身體搖動來導引。

在胃俞、脾俞、足三里、湧泉等穴道上施灸（圖49）。

治療濕證引起的精神異常的內用方

藥方的搭配複雜，不如用市面販售的顆粒漢方來得簡便。以下幾個藥方非常有效。

香蘇散……適合胃弱者。肩膀僵硬、鳩尾處鬱悶、胃弱者的感冒症狀也有效。

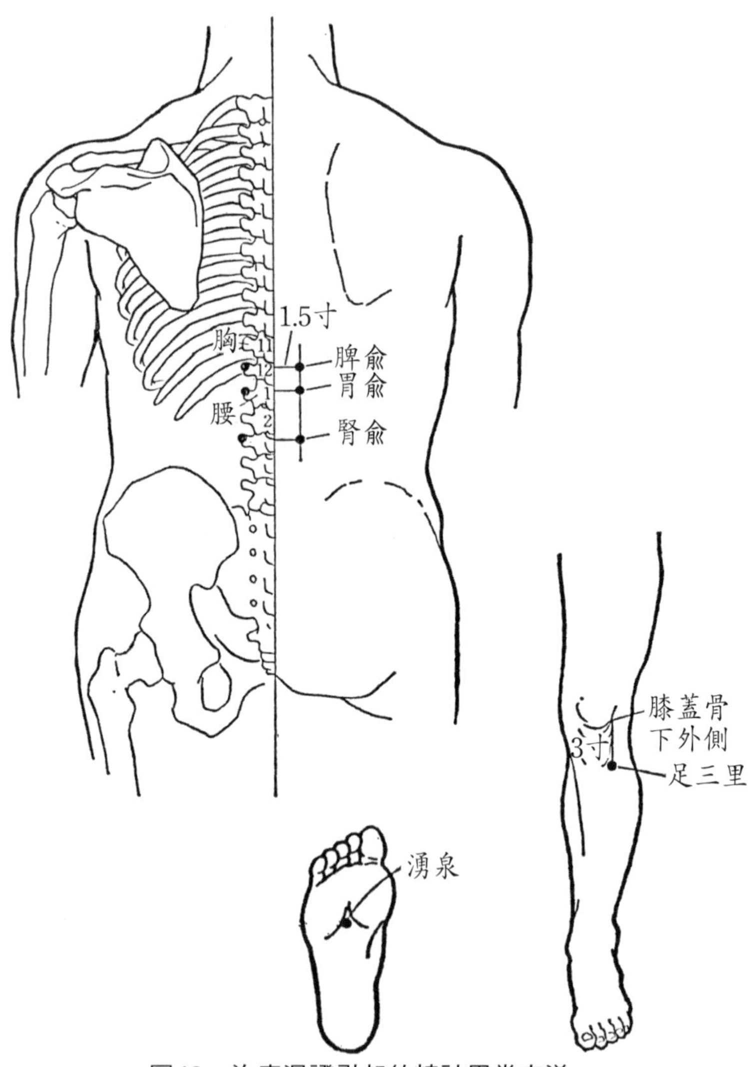

圖49　治療濕證引起的精神異常穴道

竹如溫膽湯……適合憂鬱病狀嚴重者。證候相合，也可適用於精神分裂症。

半夏厚朴湯……適合喉部經常有梗塞感的人。

◇冥想法與氣功法的療法

精神的異常和失眠等症狀，和當事者的意識關係相當密切，也因此治療起來不容易。

所以，除了導引或藥物治療之外，還必須加上冥想法、氣功法等補助療法。

適合焦慮者的冥想法與氣功法

面向大樹站立，伸直手臂、立起手掌（圖50）。將意識集中於從大樹裏吸取其熱能，默想該熱能透過手掌，進入體內，然後想像該熱能從足底溢出，穿過地面，再返回大樹。

如此進行十～二十分鐘後，接下來將順序倒轉，反覆同樣的冥想（不集中意識於呼吸）。

其次，靜坐下來，將肩膀放鬆，徐緩地一邊吸氣，一邊慢慢地彎曲上半身。

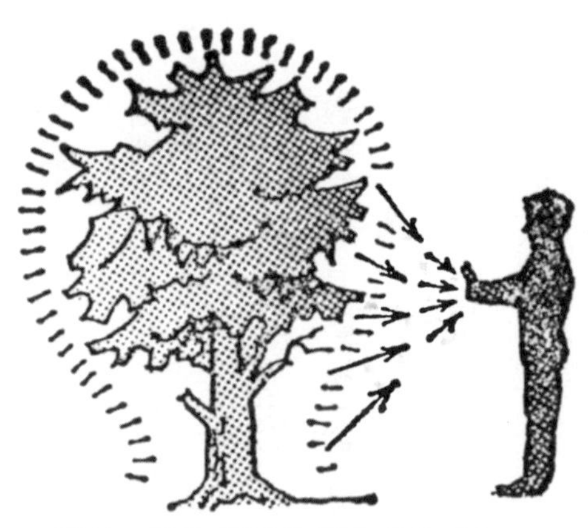

圖50　從自然界的樹木吸取「氣」
（請參考「仙人成仙術」）

當下腹縮扁到極限時，再吐氣。

然後，快速地提起上半身，並一邊吸氣。當氣吸足之後，將上半身和地面成直角姿勢。接著，再緩緩地彎曲上半身，並一邊慢慢地吐氣。如此呼吸法進行十五～三十分鐘。

適合鬱悶者的冥想法與氣功法

慢慢鼓脹起下腹，一邊從鼻吸氣，當吸足了氣後，在下腹卯足了力，然後閉息禁氣。直到不能再禁氣時，才急速地由口吐氣。如此每天進行二十～三十分鐘。

另外，失眠症狀嚴重者，可在睡前做下面的氣功法。

雙手手掌做握緊放鬆的動作（五十～

一百次）。

腳拇趾與食指互搓，做上下搓動（五十～一百次）。

慢慢地吐氣，並一邊徐緩地伸直手腳，想像「氣」往該處流動的過程。

閉上眼，注視眼皮內側。在看不見的空間裏凝視，然後漸漸地把意識降到胸前。

也可以側躺著，腳稍做彎曲，將意識流向該處。一次不成功也不要焦急，反覆做幾次後，自然能入睡。

第四節　夏的酷暑與高熱病

◇症狀分類與治療法

酷暑炎日下，在野外長時間地徒步或勞動時，高熱會傷及頭部而引起「中暑」。

這是由外因的暑邪所造成的疾病，因此，當然屬於暑病或火病。

除了受到強烈日曬之外，在極度高溫的室內也會造成火病。目前暖房效果過高的辦公室，也不時出現類似病例。

當然並不是人人久居暖氣房內，都會患此症，依體質來看，只限於「燥證」「熱證」，或者極端「實證」者。

這些症狀，在此統稱為「高熱病」。

高熱病者，都具有頭暈、頭痛、胸附近焦躁感或噁心、高熱、臉面紅赤、口乾等共同症狀。嚴重的情況下，還會胡言亂語，或是意識不清。

治療高熱病的導引與穴道

首先，讓病人躺臥在通風好的涼爽地方，用冷毛巾或冰袋冷敷頭部或兩腋下。

可能的話，用五十%濃度的酒精擦拭全身。

在兩腳、兩手臂仔細地導引。尤其要勤快地揉搓手指末端。

在十宣穴道（圖51）上，用三稜針刺取少量血。

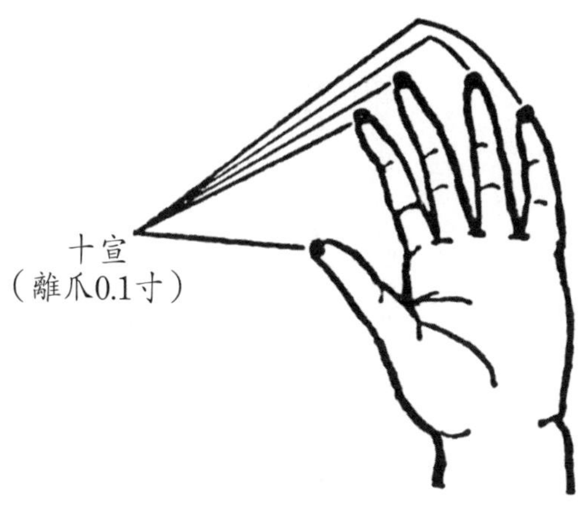

圖51　十宣穴位

治療高熱病的內用方

【藥方㈠】

滑石……………………九公克

甘草………………一・五公克

薄荷………………一・二公克

將此三藥方放入碗內，加上開水，用湯匙攪拌後，分三、四次飲用。這個藥方稱為「六一散」。

【藥方㈡】

綠豆……用十公克煎煮，稱為「綠豆單味」。

這些藥方不僅適用於中暑，當夏暑氣躁，或失眠時，都可以飲用。

同樣是暑病，但冷氣病的治療法大不

相同。

◇冷氣病是暑兼寒濕證

冷氣病稱做「暑兼寒濕」證，是身體應該排汗卻不流汗所引起的疾病。

當然，不僅只有冷氣病才是「暑兼寒濕」證，酷暑裏一天中喝了過多的冷開水，或是長時間在通風太好的室內休息時，也會患此症候。

換句話說，過分違背夏天本來的生活狀態時，就會患此疾病。

治療暑兼寒濕證的導引與穴道

先看看肩膀或背部有無僵硬處，若有則用導引鬆解之。頭痛時，利用先前介紹的頸部回轉運動來治療。

若有下痢或消化機能減退等症狀時，在胃俞、脾俞、腎俞、氣海、關元、公孫等穴道上，施溫條灸各十~十五分鐘（圖52）。

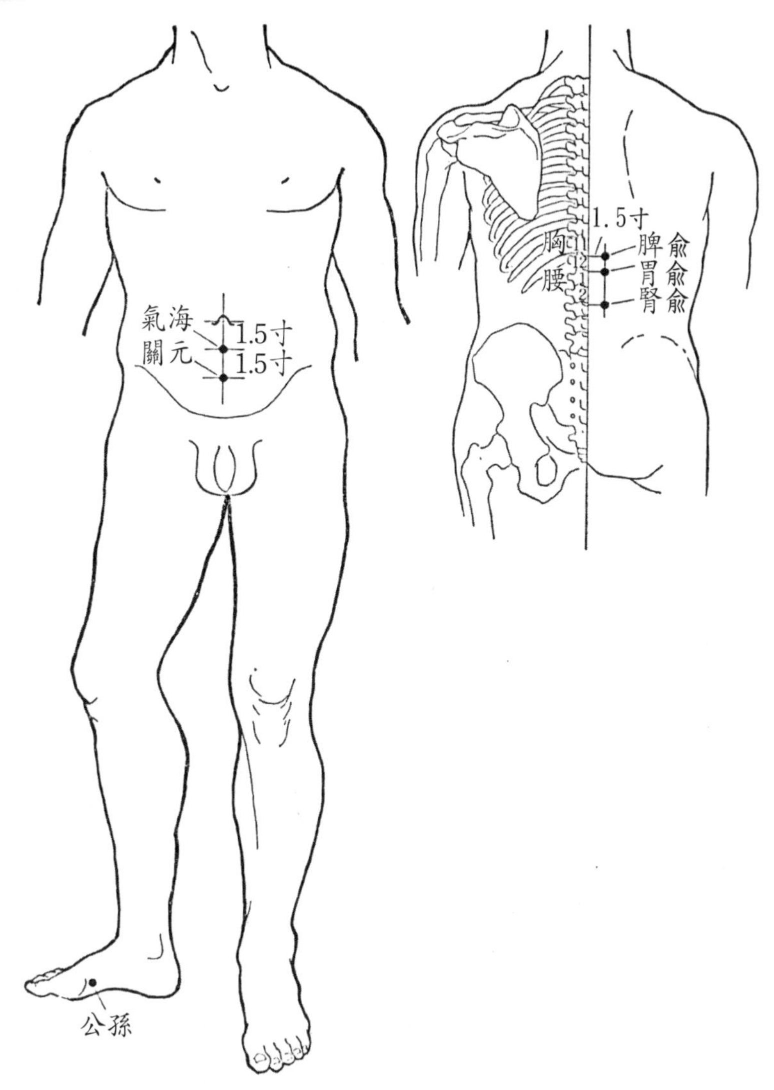

圖52　治療暑兼寒濕證的有效穴道

治療暑兼寒濕證的內用方

香薷……………三公克

厚朴……………四公克

扁豆（炒過）……九公克

若是胃不調順，或者患有感冒時，可服用市面上的「香正氣散」。

患有小便難、頭痛、噁心等症狀時，則服用「五苓散」。

第五章

背部、手足的異常

第一節　頸、肩僵痛的治療法

本章主要是以背部的異常為對象，所以提及頸部時，只涉及背面頸部，而不包括喉部，請留意。

頸、肩部位分布著各種經絡，大部分是屬於太陽經這個經絡（腳是膀胱經、手是小腸經），連結到腰、腳後側。因此，追究頸、肩的病源時，有時會追究到腰、腳各部，要特別留意。

治療頸項僵痛的導引

用手指仔細地導引頸項肌肉。接著在風池、天柱穴道上指壓十～十五分鐘。在後谿、束骨、委中等穴道上施灸五～十分鐘（圖53）。

在頭痛的章節裏，提及的扭轉頸項的運動，在此也可以利用。而頸項往後仰的運動，從三十秒延長為一分鐘。

如果頸項的僵痛是來自肩部時，就在肩中俞、肩井等附近（圖54）仔細導

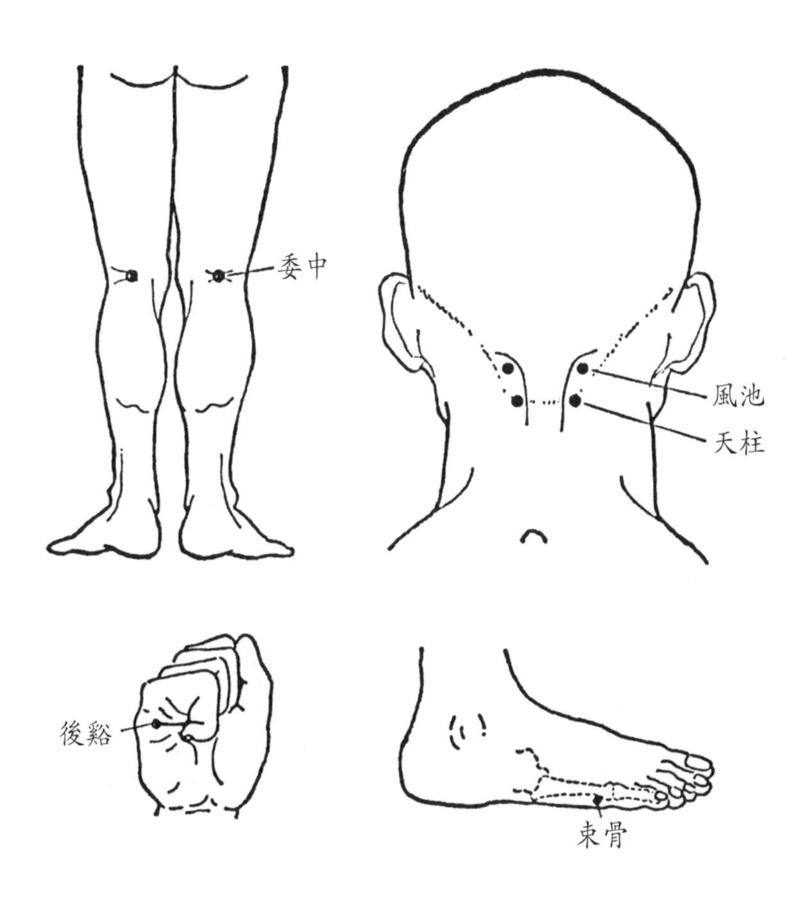

圖53　治療頸痛有效穴道

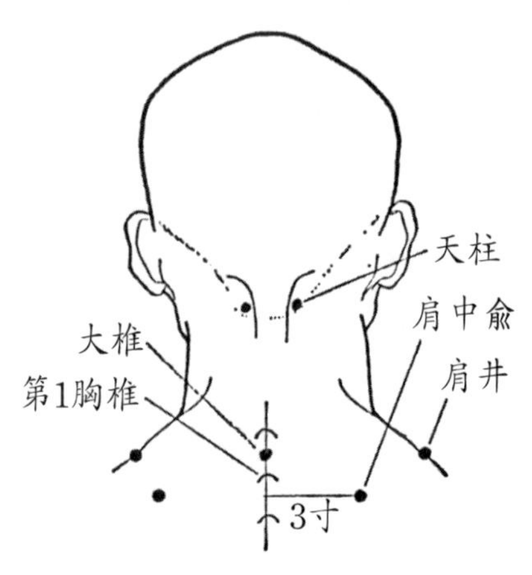

圖54　治療肩、頸僵痛有效穴道

引，再各指壓十～二十分鐘。

出現高血壓或臉面紅赤等症狀時，用七星針或三稜針在天柱、大椎等處取少許血（圖54）。

治療頸項僵痛的內用方

光是頸項僵痛時，原因牽涉較複雜，無法搭配藥方，所以，要先檢視有無其他症狀，從該處診斷，再下處方。

如果沒有其他症狀時，就試用下面的藥方。

患有感冒的症狀，或是頸背僵痛時，服用「葛根湯」。

口苦、頸側、腹側腫脹時，服用「小柴胡湯」。

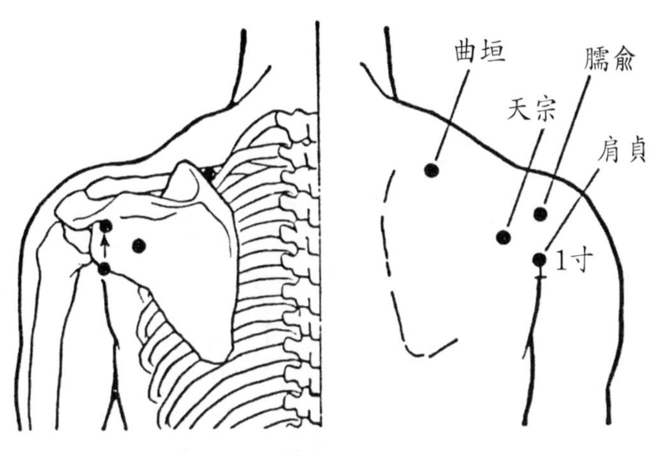

圖55　治療肩痛有效穴道

精力減退、畏寒時，試用「五積散」。

受到激烈撞擊，而導致頸項異常時，最好利用針治療。並且在此章節所述的各穴道上貼上小磁石，可促進回復。

治療肩部僵痛的導引

手掌平貼在肩胛骨附近，仔細導引。在肩貞、臑俞、曲垣、天宗等穴上，各指壓十～十五分鐘（圖55），然後貼上小磁石。

如果肩上附近僵痛，可在這個部位仔細導引，並在肩井、肩髃等穴上（圖56）指壓各十～十五分鐘。然後貼上小磁石。

這個部位的肌肉僵硬如石時，用指尖在最僵硬處，用力抓捏五～十分鐘，使其

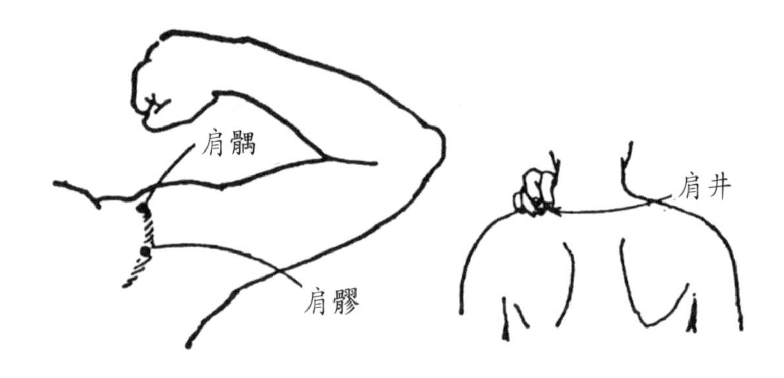

圖56　治療肩上部疼痛有效穴道

瘀血。

這樣的處置，若仍不能達到效果時，用七星針或三稜針輕輕放血，再置火罐於其上約二十～三十分鐘。

另外，遇冷則肩痛的人，可利用溫條灸，在疼痛處熱療十～二十分鐘。

第二節　背部僵痛的原因與治療法

依整體的病位來看，背部的疾病是屬於「表證」。但是，仔細觀察之下，代表「裏證」的穴道卻到處分布。

這些穴道，依針灸醫學的用語，稱做

「腧穴」。如果這些部位發生僵痛時，直接用針、灸、指壓治療時，連「裏證」的內臟病也能痊癒。

腧穴是非常重要的穴道，下面把各個穴道的位置及其適應症依序說明。

【肺俞】位於第三胸椎下一．五寸的兩側，可治咳、氣喘、結核等呼吸器疾病。

【厥陰俞】位於第四胸椎下一．五寸的兩側，可治心痛、胸塞感、嘔吐、咳嗽等。

【心俞】位於第五胸椎下一．五寸的兩側，可治心悸、心臟衰弱、高血壓、貧血、歇斯底里等。

【膈俞】位於第七胸椎下一．五寸的兩側，可治腹膜炎、打嗝、慢性胃炎、肺結核、食道狹窄症等。

【肝俞】位於第九胸椎下一．五寸的兩側，可治肝臟疾病、黃疸、失眠、神經衰弱、視力減退。

【膽俞】位於第十胸椎下一．五寸的兩側，可治膽囊炎、膽石、胃痙攣等。

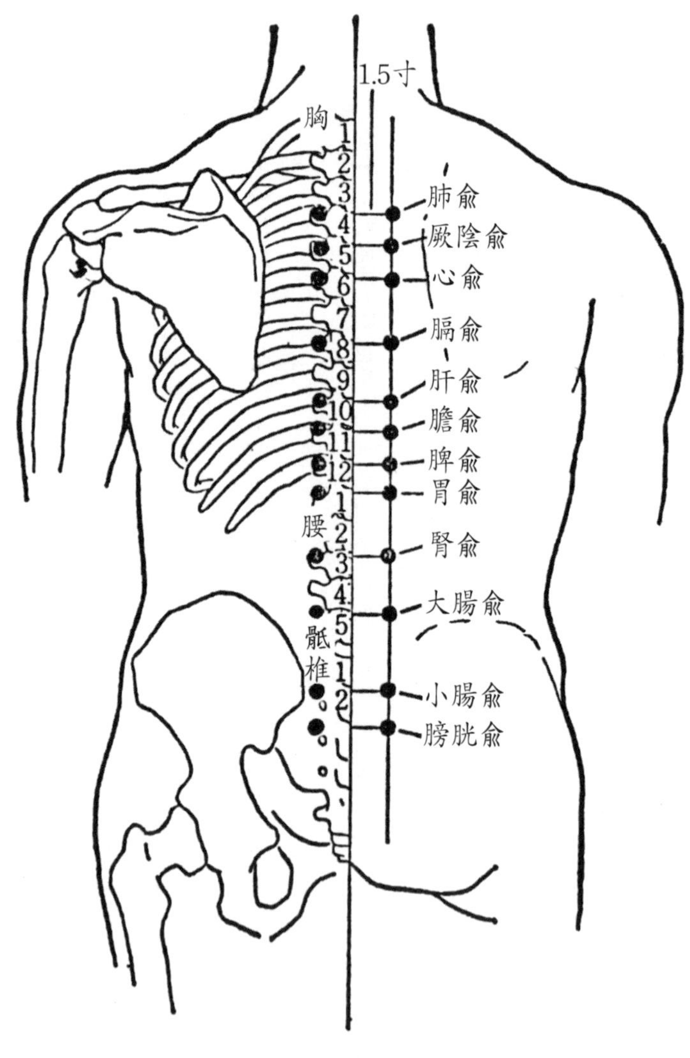
1.5寸
胸
1
2
3
4
5
6
7
8
9
10
11
12
腰
1
2
3
4
5
骶椎
1
2
肺兪
厥陰兪
心兪
膈兪
肝兪
膽兪
脾兪
胃兪
腎兪
大腸兪
小腸兪
膀胱兪

圖57　腧穴一覽圖

【脾俞】位於第十一胸椎下一．五寸的兩側，可治胃、胰臟、十二指腸的疾病，以及糖尿病、腳氣病。

【胃俞】位於第十二胸椎下一．五寸的兩側，和脾俞的療效略同。

【腎俞】位於第二腰椎下一．五寸的兩側，可治生殖器、泌尿器疾病、腰痛、坐骨神經痛等。

【大腸俞】位於第四腰椎下一．五寸的兩側，可治便秘、腹瀉、痔、滯下、腰痛、坐骨神經痛。

【小腸俞】位於骶骨第一偽棘突起的兩側一．五寸處，可治大、小腸疾病、膀胱疾病、生殖器疾病等。

【膀胱俞】位於小腸俞下一寸的兩側，可治腎臟、膀胱疾病、夜尿症、子宮痙攣等（圖57）。

另外，離背骨三寸兩側的穴道，和其高度相同的穴道，具有類似的反應與效果。背部的穴道治療，最好和相對應的內臟疾病治療法併用，效果會更好。

其間的相互關係，大約如左。

頸七椎──胸七椎：呼吸、循環系統的異常。

胸八椎──胸十二椎：消化、吸收系統的異常。

腰──椎往下：排泄、生殖系統的異常。

「虛證」時，在這些位置上的穴道施灸，或用溫條灸療法，「實證」時，則貼上磁氣小石以調「氣」。

第三節　腰痛是腸的異常或精力不足

一般，腰痛是因為腸的異常，或精力不足所造成的較多。這時候的腰痛，是屬於「內傷」所引起的疾病。

而內傷之外的腰痛也不少，譬如扭腰。這是用不良的姿勢提舉重物時，最容易碰到的腰外傷。

另外，運動時，腰部受到撞擊時，也會產生腰骨挫折的腰痛。這些都是因外來因素所引起的腰痛，稱為「外傷」。

內傷與外傷似乎是互不相關的腰痛二大要因。其實，二者經常互為表裏，相互牽動引起腰痛。

譬如患有扭腰痛的人，不是胃腸弱，就是精力不足，腰椎的柔軟性在發病以前就喪失了。相反地，外傷造成的腰痛，因腰骨的折曲，壓迫到附近的組織，造成控制內臟機能的自律神經系產生異常。這麼一來，本來沒有內傷腰痛的人，也會出現腸或泌尿、生殖器機能的異常。

總之，腰痛不論是內、外傷，兩者若不同時兼治，效果並不高。

◇一般腰痛

治療一般腰痛的氣功法

不論內、外傷，都先做如下的氣功法。

挺身直立，手舉起與肩同高。接著保持直立的姿勢，慢慢地蹲下腰身，成兔子跳的姿態。如此反覆二十～三十次。

同樣地挺身直立，手臂放鬆、身體做左、右方向交互似地扭轉。這個動作的要點是用腰力來扭轉身體（圖58(1)）。

挺身直立，雙手往頭上高舉，手掌背朝下牽握。接著，眼睛注視著交握的手掌背，並一邊用腳尖挺立起身體，讓全身輕微地往後倒仰。然後再返回先前的挺立姿勢（圖58(2)）如此反覆十～二十次。

直立後舉起單腳，用雙手抱住膝蓋。大腿要緊貼住腹胸之間。要訣是身體不能往前傾，背脊一定要挺直。如此左右腳交換，各做十～二十次（圖58(3)）。

挺身直立，腳幅稍微放寬，身體往前彎曲，手臂也朝地面伸直。當指尖碰到地面時，再返回原來的姿勢。

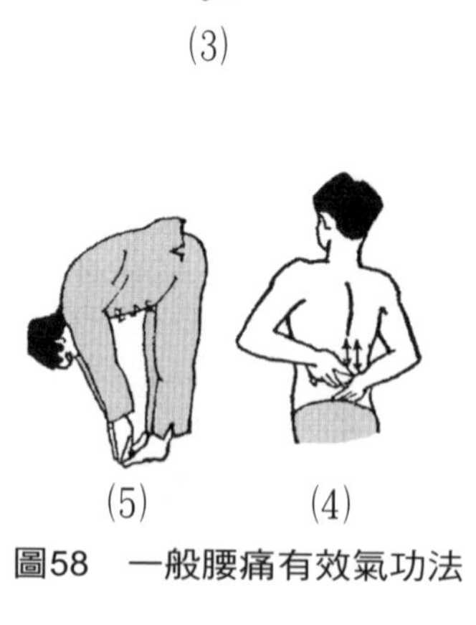

圖58　一般腰痛有效氣功法

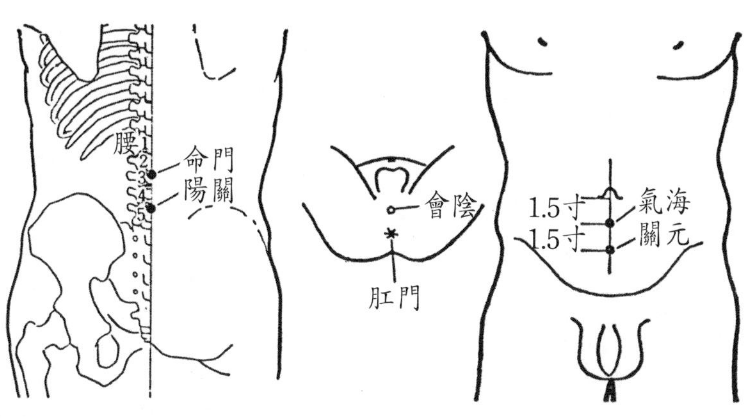

圖60　貼磁石小球穴道　　　圖59　溫條灸熱能補給穴道

當身體返回原來的姿勢時，想像手中拿著重物，慢慢地提舉起上半身。

進行此氣功法，身體往前傾倒時，一邊慢慢地吐氣，而返回原來姿勢時，一邊慢慢地吸氣（圖58(5)）。

治療一般腰痛的導引

用手掌或指尖，從腰部到尾骶骨處，做上下移動的導引。（圖58(4)）

精力減退者，由腰往上；腸或泌尿器異常者，由腰往下，仔細地導引。大約導引五十～一百次。

也可以在同樣的部位，利用溫條灸，給予熱能補給。在氣海、關元、會陰等處（圖59）也可以施用溫條灸。

另外，晚上就寢時，揉搓雙掌，使其產生熱能，然後平貼在這些穴道上，做靈治療法。

若是補充熱能，反而疼痛的話，可在命門、陽關等穴道上（圖60）貼上磁石小球，並在疼痛的周圍，用梅花針、七星針等輕敲，使其產生紅赤，或放置火罐使其輕微充血。

治療一般腰痛的內用方

治療腰痛的藥方，有下面四種。

【外傷腰痛】

赤芍藥……三公克　防風……一・五公克
當歸……三公克　川芎……二公克
甘草……一公克　乳香……一公克
沒藥……一公克

精力不足引起的腰痛

地黃……五公克

枸杞……………………三公克

杜仲……………………三公克

手足極端冰冷，卻口不乾渴者，再加附子二公克。

【腸弱者的腰痛】

參照「便秘」「下痢」項目。

【泌尿器異常引起的腰痛】

黃耆……………………三公克　車前……………………四公克

薏苡仁…………………一〇公克　茯苓……………………三公克

桂枝……………………二公克

◇精力減退者利用仙人回春術

因精力不足引起的腰痛，在「仙道運氣健康法」上特別重視。因為精力不僅是腰，而是全身「氣」強弱的指標。

「強精」是仙道上最重要的一環學問。因為精力衰退，就談不上「練氣」

了。不能「練氣」的狀態下，更遑論強身、冥想，或練就長生不老術了。

治療精力減退的氣功法與導引

【下腹的前後運動】

坐或立都可。手貼在腰部，讓肚臍以下的下腹部，快速地做前後鼓脹、扁縮的運動五十次左右。

一、二秒間一個往返最理想，一個往返算做一次。而五十次的鼓脹扁縮運動中，最好摒住氣息。可先從三十次的摒息，慢慢延長下去。

一遍做五十次，一天內趁空暇時，做上四、五遍都可以。

【肛門的上下運動】

坐或立都可，方法是讓肛門緊縮與鬆弛而已。其要訣是，剛開始時，先讓臀部肌肉全體成緊縮狀態。這個動作一遍做五十次，一天做四、五遍以上，速度越快越有效果。

習慣此動作之後，再讓睪丸附近的肌肉緊縮，方法是從陰莖吸取某物的感覺（用普通呼吸即可）。

【腳拇趾與食指的交搓運動】

躺著或坐著，讓雙腳的拇趾與食趾交搓五十～一百次。也可以用力讓拇趾與食趾緊貼。這些動作配合著練習時，性器附近的肌肉慢慢會堅實起來。

【玉液還丹法】

雙手手掌互相摩擦十足地暖和後，在口、顎的上下方仔細地導引。當唾液溢出時，再一點點地吞回口內。

接下來依喉↓胸↓側腹的順序，雙手慢慢地往下推移導引。到了腹部時，改用單手從鳩尾處開始，上下移動手掌，並一邊往肚臍↓下腹部導引下去。從口到下腹部的導引動作，大約十五分鐘。

然後，雙手貼在腰部，從該處往尾骶骨方向導引。

【其他的導引法】

頭部或頸項容易僵痛的人，在頭頂、顏面、頸項導引之後，做頸項的左右回轉、頸項的後仰動作各二十～三十次。

或者在會陰、關元、氣海、命門、腎俞、足三里、湧泉等處施用溫條灸各五～十五分鐘。或是就寢時，在關元或氣海穴道上，進行靈治（圖61）。

治療精力減退的食療法

每天進食下列東西——甘藷、棗子、黑芝麻、韮菜、生薑、蛋、蜂蜜、洋蔥、蒜頭、胡桃。

蒜頭與胡桃二物，精力不足卻口喉也乾渴者，不可常食。因熱能過高會導致火病。

接下來介紹幾組解除精力不足的食療法。

生牡蠣……………………二百公克
雞蛋………………………二個
薑…………………………十公克
植物油……………………少許
食鹽………………………少許

調理法——將蛋破殼攪拌後，加入少許鹽，再放入生牡蠣。把生牡蠣裹足了蛋衣後，放入加熱的炒鍋，用植物油及生薑炒熱。

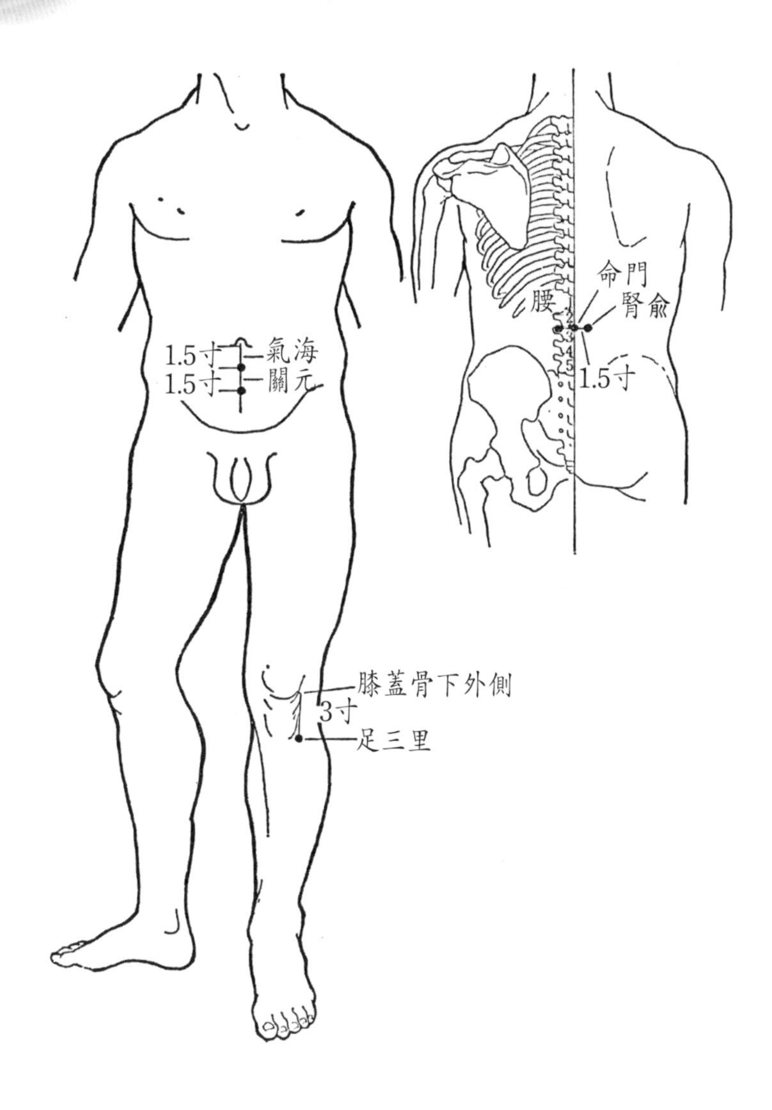

圖61　治療精力減退的導引

韮菜……………………………………一把
胡桃……………………………十五公克
豬腎……………………………五十公克
雞蛋……………………………………一個
麻油……………………………………少許
鹽………………………………………少許
胡椒……………………………………少許
半餅……………………………………一塊

調理法——將蛋破殼後仔細攪拌，半餅加足蛋衣後炒過，然後切成小塊備用。接著炒豬腎、韮菜、胡桃，最後放入切好的半餅，加上食鹽與胡椒。最後用麻油調味。沒有豬腎時，可用其他內臟代替。

枸杞……………………………十五公克
黑芝麻…………………………………少許
生薑……………………………………五公克

雞肉……………………四十～五十公克

蔥……………………………少許

鹽……………………………少許

調理法——煎熬枸杞十五分鐘左右，取掉乾殼後，放入其他食品，煮熟。

治療精力減退的內用方

有下列幾組簡易藥方。

韓國人參……………………六公克

川貝母……………………二公克

陳皮………………………二公克

這個藥方適合於消化能力減退者。

肉蓯蓉……………………五公克

麥門冬……………………三公克

黃精………………………三公克

玉竹………………………二公克

這組藥方適合精力減退，臉面紅赤、口乾、失眠等症狀者。亦即陰虛者。

菟絲子……六公克
蓮肉……三公克
山藥……六公克
茯苓……二公克
黨參……二公克

這組藥方適合手足或背部冰冷、容易腹瀉等寒虛證症狀者。亦即陽虛者。

何首烏……十公克
枸杞……五公克
當歸……五公克

這組藥方適合貧血又頭暈者。亦即血虛者。

另外，鹿茸、冬蟲夏草、淫羊霍、胡桃肉、海狗腎等也有強精效果。不過，食用這些藥品後，口喉變得乾渴時，一定要加上麥門冬、天門冬一起服用。否則，恐怕會導致火病。

第四節　手足的疼痛與酸麻的治療法

◇手足的症狀分類與治療法

依患病部位來看，手足的異常非常複雜多岐。若以經絡治療面來區分，先是手與足兩大部分，而手又可分為指、手掌、臂腕、肩。足也一樣，又細分為腳趾、腳掌、膝、大腿與腿根等等。

在此，所介紹的治療法，多半兼具手足兩大部分。而藥方如果沒有特別註明，也是手足異常兼用。

治療手足的疼痛、酸麻的導引

手上有異常時，一般都利用指、手掌、腕、肩等各部位的穴道，循序治療。不過，這些部位的經絡互相連接，往往治一而癒百。

但有時候也沒辦法牽一而動全局，所以，仍然是先從部分治療著手為妙。

手足的異常，主要是疼痛、酸麻、硬腫等等。而首先必須辨別這些症狀是屬於熱證或寒證。

辨別法是，用溫條灸靠近異常的部位，稍微溫熱一下，若是疼痛反劇時，就是熱證，反之則是寒證。

治療寒證者手痛的導引

寒證時，要先暖和患部與其周圍。手掌溫熱者，用靈治療法亦可，靈治能力不足者，則利用溫條灸。或者把生薑或蒜頭平敷在患部，其上再置溫條灸也可。

這時生薑或蒜頭要先磨碎成糊狀，平敷在患部三公釐厚，或者切成二、三公釐的厚度，在其中穿上幾個小洞，再置於患部。

而溫條灸的尺寸最好是，直徑一～一．五公分，高度一．五～二公分的三角錐狀為宜。

十足地溫熱患部之後，再順著經絡，用手掌導引。或者用手掌包住另一隻手的手指來導引也可。

寒證時，必須順著「氣」的流向來導引。以手為例，從手背到腕部是外側，

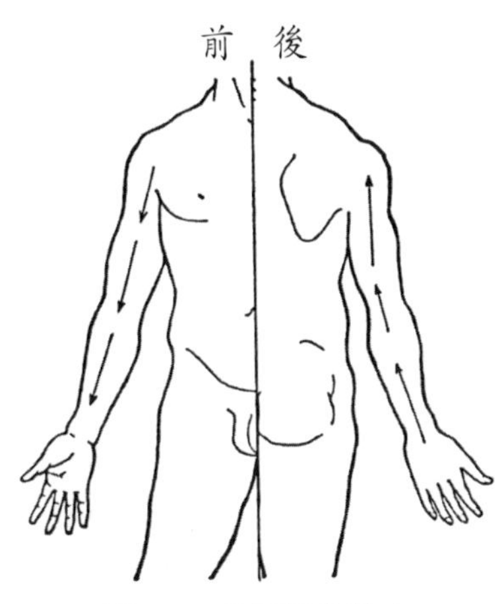

圖62　手經絡的流向

經絡是由指尖往肩處流動。

而手掌到腕部這一面是內側，經絡是由胸、腹側往指尖處流動。

所以，順著「氣」的流向，就是依經絡流動的方向，移動手的導引（圖62）。

療效雖非百分之百，不過，不論是腕或肩異常，都可以用抓住指尖，搖動手指的方式來治療。

抓握處最好是指甲兩側，由拇指開始，順指一根一根地晃動看看。

在晃動當中，當疼痛的反應增強，或者有其他的感覺時，就表示經絡連接到疼痛處了。

運用得好時，光是這個動作，也能治

好手、腕的疼痛，而且對於不懂得經絡的人而言，倒是個簡便的方法。

治療熱證者手痛的導引

主要是冷卻患部。若是冷卻仍不能見效時，則用三稜針在穴道處取少量血，或用七星針在患部附近輕敲，使其瘀血。

若是手腕或肩部等肌肉較厚實的患部，用火罐吸住該患部，使其瘀血。然後用小磁球貼在穴道上，會加速療效。

熱證的情況下，最好不要在患部壓擠、揉搓，倒是在患部以外的健康肌膚上用力反而好。

另外，沒有疼痛感，但是酸麻、鼓脹感非常嚴重的人，可從患部以外的部位開始，慢慢地往患部移動導引。

導引的方法是，如果是手掌的異常，從指與腕，若是腕部異常時，則從手掌與肩，依這個方式，由患部兩側的穴道指壓起，再順著相關經絡導引下去。

治療腳疼痛、酸麻的導引

腳的治療法大致和手部相同。只是經絡的流向和手部大不相同，要特別留意。

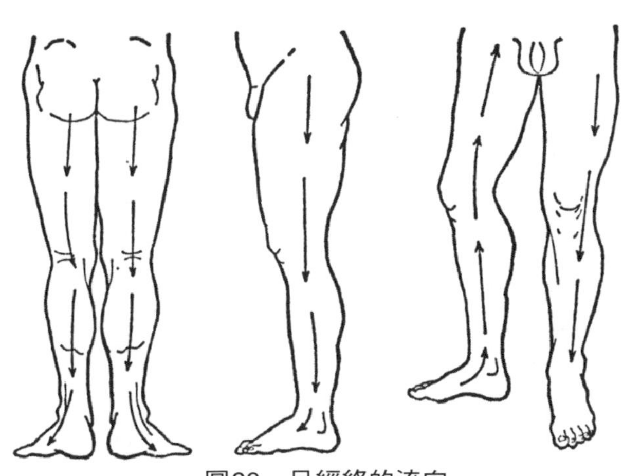

圖63　足經絡的流向

腳的前面、外側、後側三部分的經絡是，由體幹往指尖流動。

而腳內側的經絡，則由指尖往體幹流動（圖63）。

腳的酸麻、痙攣等症狀，若是由極端的高熱所引起，可用三稜針，從手指尖的穴道取少量血。當然，這只是應急措施，若不急速送往醫院，可能有危險。

手足的重要穴道

手足的重要穴道，是指壓、放血、熱療、磁氣等療法上，不可忽視的一環。依序介紹如下。

手指……八邪、外關

手掌……陽谿、陽池、腕骨、大陵

腕……曲池、曲澤、手三里、少海

肩……肩髃、肩髎、肩貞

腳趾……八風、然谷

腳掌……商丘、解谿、丘墟

膝……犢鼻、足三里、陰陵泉、陽陵泉

腳跟……環跳、風市、居髎、秩邊

高熱……十宣

四肢麻痺……合谷、太衝（以上參照圖64）

用氣功法預防

因神經痛而經常手足疼痛或酸麻的人，是因為這些部位的血氣不暢，為防範於未然，可練習以下的氣功法，當然，無此症者也可適用。

將五指往內側彎曲，然後再放鬆伸直。反覆這個動作。當五指向內側彎曲時，不要完全彎曲到底，像手中握著小球似的感覺即可。

此時，呼吸氣要和手的開、合動作配合。大約做上三十次（圖65(1)）。

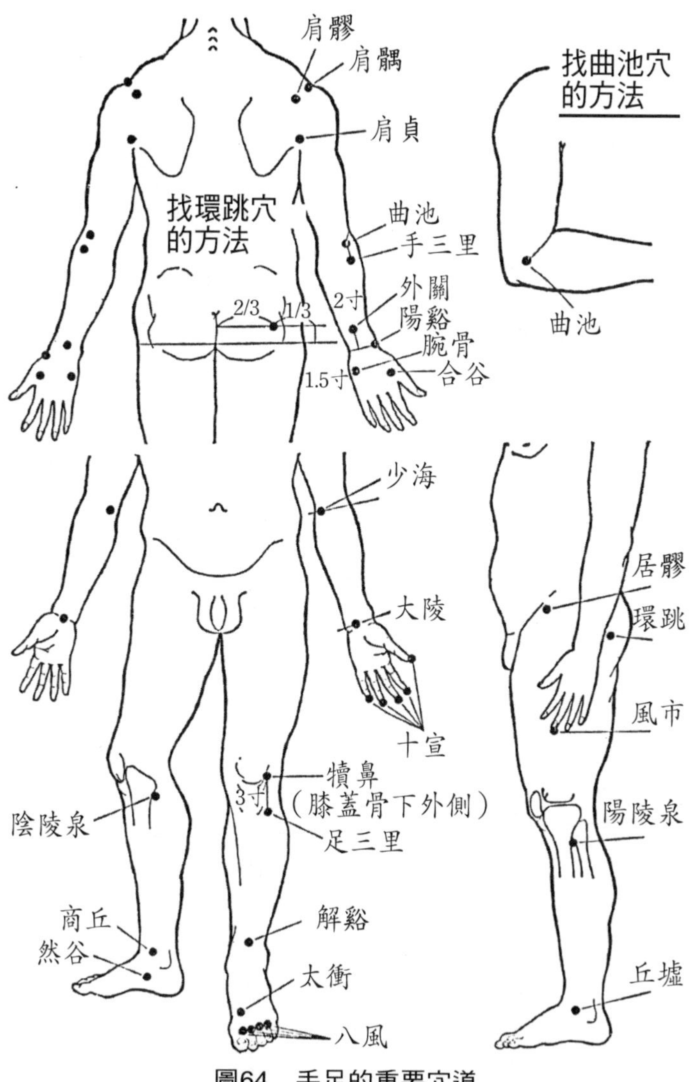
肩髎
肩髃
肩貞
找曲池穴
的方法
曲池
找環跳穴
的方法
曲池
手三里
2寸
外關
陽谿
2/3
1/3
腕骨
合谷
1.5寸
少海
居髎
大陵
環跳
風市
十宣
犢鼻
（膝蓋骨下外側）
3寸
陰陵泉
陽陵泉
足三里
商丘
解谿
然谷
太衝
丘墟
八風

圖64　手足的重要穴道

手掌做上下搖動，動作要配合呼吸，做三十次（圖65⑵）。

手腕往內側、外側扭轉。這時候手掌也隨之扭動。配合著呼吸，慢慢扭動三十次。

扭轉肩膀。手貼在腰部，由右肩往後扭轉。右肩扭轉完畢換左肩。最後兩肩同時往前回轉。各做三十次左右。配不配合呼吸都可以（圖65⑶）。

兩手橫向伸直，與肩成水平。然後保持這個姿勢，雙手往後移動。做三十次（圖65⑷）。

手臂放鬆下垂，然後再從後側往上、朝前回轉。雙手同時進行，做三十次。接著再由前往後側回轉三十次（圖65⑸）。

坐在椅子上，立起腳跟，再踏回地面。配合著呼吸，做三十次。

站起身來，手放在腰部，立起腳跟。體幹要挺直，再踏回地面。配合著呼吸，做三十次（圖65⑹）。

挺身直立，手臂往前伸直與肩同高。保持這個姿勢蹲下腰身。腰身越低越好。持續這個姿勢一陣子後，再慢慢地立起腰身。

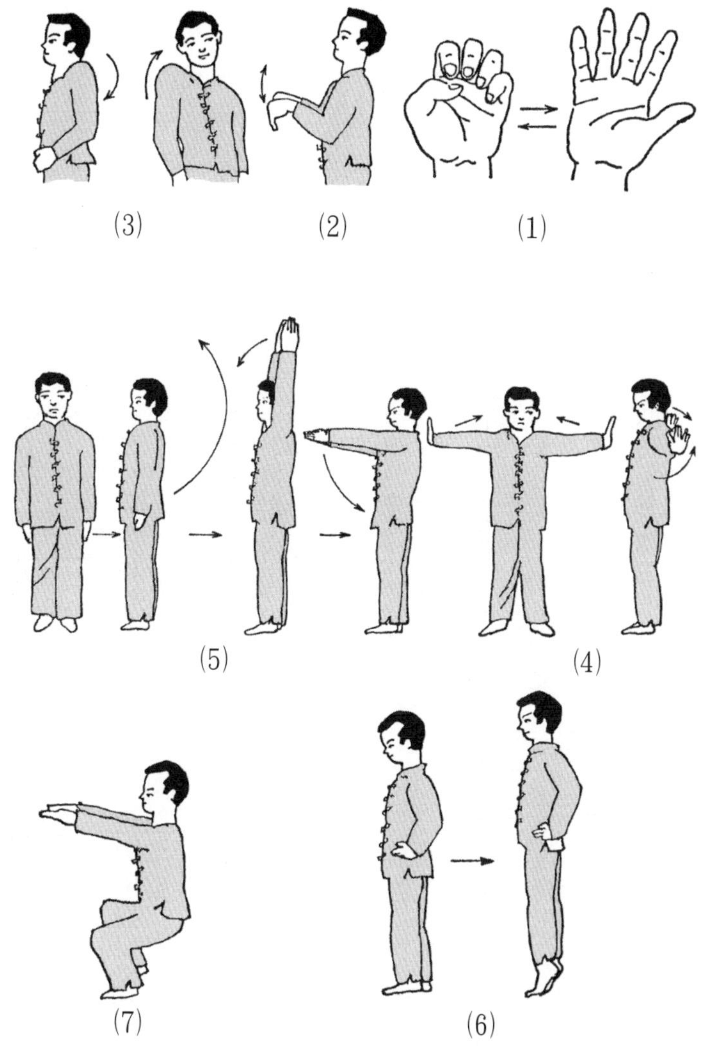

圖65　預防手足疼痛、酸麻的氣功法

這時候，身體絕對不能往前傾，否則效果減半。各個姿勢保持十五～三十秒，反覆十～十五次（圖65⑺）。

如果和先前介紹的由直立姿勢，屈膝成兔子跳的姿態，再返回原來動作的氣功法併用，效果會更好。

另外，運動前經常做的回轉膝蓋的預備運動，也是很好的氣功法。做法是雙膝併攏，手掌置於其上，左右回轉膝蓋。

治療手足疼痛、酸麻的內用方

內用方依證候，分為下面幾組。

【風、寒、濕痺】

這是手、足、臂、腿受到外邪作祟而疼痛。發作緩慢，當觸摸患部周圍時，疼痛反劇的情況較多。

一般風痺的疼痛部位不一，患部會到處移動。寒痺遇冷則疼痛加劇，所以，患部明確。而濕痺的症狀是，四肢、身體等的鈍重感甚於疼痛。

藥方㈠

桂枝……………………四・五公克
羌活……………………四・五公克
威靈仙…………………五公克
加工附子………………二公克

身體有鈍重感（濕痺較強），服用這組藥方時，還要加上木防己五公克、五加皮五公克。

藥方㈡

麻黃……………………二十公克
艾葉……………………十五公克
薑………………………十五公克

一、二藥方都是外用藥，煎熬後敷洗四肢。塗少量於患部及其相關經絡上，再仔細地按摩。

【熱　痺】

關節紅腫疼痛，同時還發熱、口渴、胸部鬱悶、焦躁、尿量少色變濃。另外還伴隨著舌赤、長黃苔等熱症候。

藥方(一)

生石膏……十公克
知母……六公克
桂枝……三公克
赤芍藥……五公克

若是發熱過劇、口乾舌燥等症狀持續不消時，服用這組藥方，還要加生地黃五公克。

藥方(二)

桂枝……三公克　芍藥……三公克
知母……三公克　蒼朮……五公克
黃柏……三公克

這組藥方最適於熱痺又兼風寒濕痺症狀者。

第六章

喉至胸部的異常

第一節　喉異常的治療法

◇口渴不止要留意

口渴本來是相當正常的生理現象。尤其是酷熱的季節，出汗多就容易口渴。另外，飲酒後的口渴，是因為胃內熱能過多；而感冒會口渴者，則是體內鬱積過多熱能的關係。

所以，同樣是口渴，其所引發的要素有很多。不過，任何一種情況下，只要喝了水能止渴，就沒問題。

問題是，再怎麼喝水都不能解渴時，這樣的口渴就是病態了。

而病態性口渴，可分為二種性質迥然不同的異常。

一、是口渴又乏尿、浮腫或是下痢的類型。這是泌尿器系統的異常。喝了水就吐，口渴難止。

治療的重點，只有調整腎或膀胱的機能而已。因其症狀集中在下腹部，待第八章「下腹部的異常」裏再詳述。

二、是口渴又多汗、多尿，再怎麼喝水，立刻就排出體外，所以屬口渴不止的類型。

原因是體內熱能充斥的關係，中國醫學上，對於極端熱證者，稱為火證，所以這個症狀理當屬於火病。

古時，這種疾病稱為「消渴」，和現代所說的糖尿病大致相同。

當然糖尿病除了血糖值以及其他條件的綜合下，才能確實判定而進行治療。但是，「消渴」只要是具備了口渴、多尿、多汗等症候，不論事實上是否是糖尿病，就可對證治療。

在西洋醫學上，對於糖尿病只有利用食物療法，以及注射「因舒林」（insulin）劑而已，而中國醫學卻有許多因應的對策，可見其醫道之奧妙。

治療「消渴」（糖尿病）的導引

在第五胸椎到第十二胸椎間、第三腰椎到尾骶骨間，用手掌仔細地導引（圖

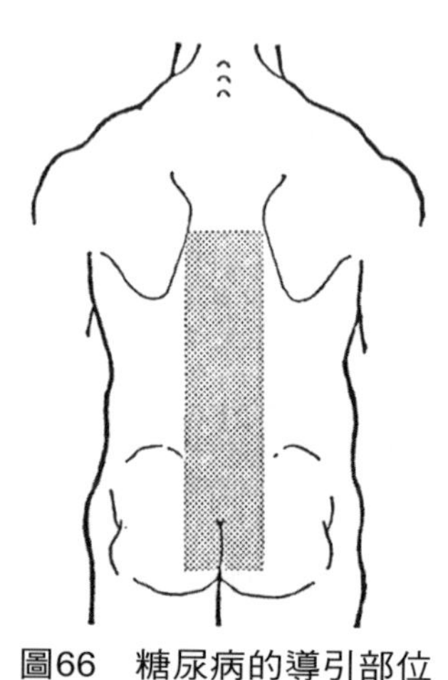
圖66　糖尿病的導引部位

66）。

在頸項處，由瘂門往大椎導引（圖67）。接著，在腹部由上往下導引。最後，在足內側的脹脛到腳掌關節處，仔細地導引（圖68）。

用手指按壓腎俞、章門、胰俞（圖69）等穴十～十五分鐘。若是因尿多而虛時，則在命門、關元、太谿等處指壓，然後施溫條灸十～十五分鐘。

在足三里、胰俞、中腕、關元等穴道上貼小磁石（圖70）。

做這些治療法時，絕對不可以暴飲暴食或經常熬夜，否則效果不彰。

每天進行弛緩型的冥想二、三次，一次三十分鐘左右。而放假日，成大字型躺著做上三、四個鐘頭更好。

口渴的原因是，精神狀態過於緊張亢奮所致，所以，必須先治此病根。

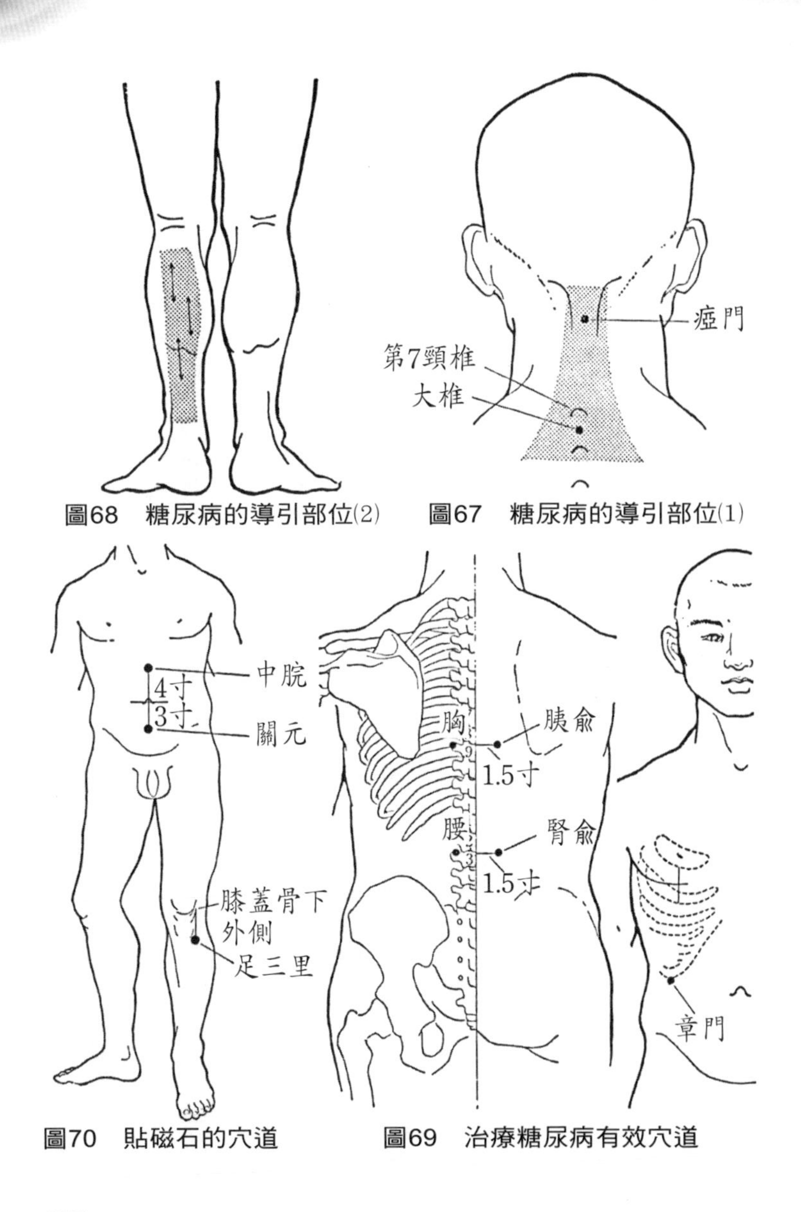

圖68　糖尿病的導引部位(2)

圖67　糖尿病的導引部位(1)

圖70　貼磁石的穴道

圖69　治療糖尿病有效穴道

治療消渴（糖尿病）的呼吸法

做呼吸法時，最好短吸長吐。大約是一對三的比率。做了這樣的呼吸法，仍然心浮氣躁者，可以試用吸吐短促的呼吸法。

做法是吸、吐氣各一秒鐘左右，用鼻通氣。而下腹部也必須隨著吸吐，做前後脹縮。

治療消渴（糖尿病）的內用方

患有消渴症狀時，主要是利用食療法或藥物療法。先從簡易內用方介紹起。

【藥方㈠】

黃連……………………一．五公克

【藥方㈡】

生地黃…………………十公克

黃連……………………三公克

山藥……………………六公克

【藥方㈢】

黑豆……………………………………五公克

天花粉……………………………五公克

這三組藥方的藥效略同。可煎熬其中一種飲用。或者以兩星期為一週期，交互飲用亦可。而下面這一組是比較正統的藥方。

人參……………………………一・五公克

熟地黃……………………………四公克

枸杞子……………………………三公克

天門冬……………………………二公克

山茱萸……………………………二公克

澤瀉……………………………三公克

黃耆……………………………一公克

這組藥方最適於久患糖尿病，而體力衰弱者。「白虎加人參湯」對於初患者的療效極高。

治療消渴（糖尿病）的食療法

豬的胰臟……………任意量
玉米鬚……………任意量
粗砂糖……………少許
鹽……………少許

將右列食品一起燉煮熟透後，胰臟切成細片，一日食用數次。

椰子……………任意量

切開椰子，取出椰子汁及果肉，放入果汁機內攪拌。然後加上少許蜂蜜飲用。

山藥……………任意量
天花粉……………任意量

山藥與天花粉成一對一的比率，加水用慢火煮爛。最後放入砂糖，如稀飯般用碗盛著飲用。

◇咳嗽、氣喘的治療法

咳嗽的誘因有很多，體質也是其中之一。最常見的是燥性體質者，天氣稍微變得乾燥時，就咳起來了。

當然，濕性體質者，也有咳嗽的症狀。這是因為水分過多，痰哽在喉間，為了將它排出口外而造成的咳嗽。

咳嗽與氣喘雖然是兩種不同的症狀，但其共通處很多，所以，在此一概而論其治療法。

另外，咳嗽的治療法不僅是應用於發作時，平常也要針對自己的體質，多加留意。

治療發作時的導引

發作時，由大椎往下，在背脊的兩側，用手掌導引（圖71）。

指壓喘息、肺俞二穴。若是因冷而咳嗽時，除了這二個穴道外，並在天突（參照圖71）。膻中（參照圖75）等處施予溫條灸。

當發作稍微暖和時，在這些地方貼小磁石，同時在合谷（圖72）、足三里、關元（參照圖70）、支氣管附近等處施予溫條灸十～十五分鐘。

因熱證所造成的咳嗽，置溫條灸反而會加劇症狀，所以，治療法是將石膏（十五公克）用水溶解後，塗敷在喉間，用毛巾圍住，或者貼上具消炎作用的膏藥等。

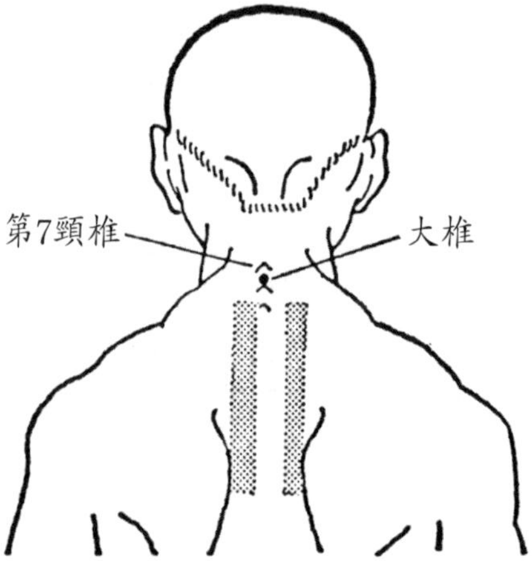

第7頸椎　大椎

圖71　發作時的導引部分

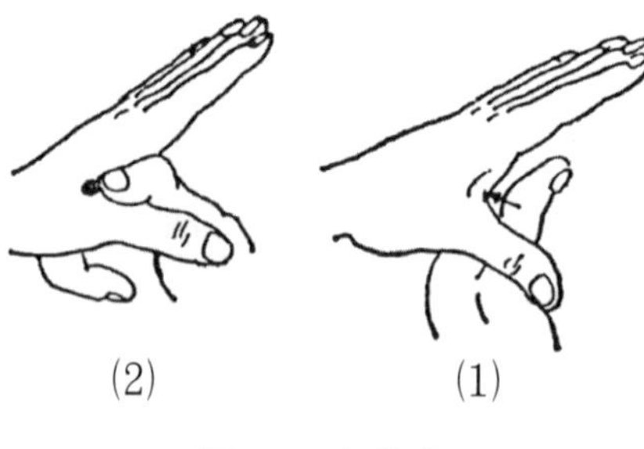

圖72　合谷穴

治療發作時的內用方

發作時，比較具有療效的簡易內用方如下。

生薑……………………適量（磨細）

杏仁……………………六公克（磨細）

蜂蜜…………三十公克（盡量用高級品）

將右列三物放入容器，好好地攪拌。發作時，吞服半小匙量，則能止痛消咳。

不過，因寒證致咳者，服用這組藥方有效，熱證者則效果不彰。

熱證者可服用下列的處方。

薄荷……………………………二公克

桑葉……………………………三公克

杏仁……………………………六公克

前二物如泡茶似地，用開水沖出其味，然後加上磨碎的杏仁，攪拌後飲用。藥汁泡得越濃越好。

咳的分類與其治療法

【寒　咳】

因受寒而咳，伴有薄痰、流鼻水、打噴嚏等症狀。另外還發熱、畏寒、頭痛、體痛、汗泄不良。

藥方有二組。

藥方㈠

紫蘇……………………五公克
桔梗……………………一．五公克
陳皮……………………一．五公克
甘草……………………三公克

藥方㈡

麻黃……………………三公克
杏仁……………………五公克
甘草……………………一．五公克

【熱　咳】

咳裏帶黃濃的痰。具有口渴、咽喉部乾燥疼痛、胸痛、咳時出汗等症狀。藥方如下。

藥方㈠

麻黃……………………三公克
杏仁……………………五公克
石膏……………………五公克
甘草……………………一．五公克

藥方㈡

桑白皮…………………五公克
地骨皮…………………五公克
甘草……………………一．五公克
粳米……………………一把

藥方㈠其實就是市販的藥劑「麻杏甘石湯」，做法簡便，可大為利用。

另外，熱咳者也可服用「天津感冒片」。

【燥 咳】

因秋、冬等乾燥氣候，所引起的咳嗽。但咳不出痰，有痰則乾稠。鼻或喉內側極端乾燥。類似熱咳，卻不如其熱，只是乾燥度甚烈。

藥方如下二種。

藥方㈠

沙參……………………六公克

貝母……………………一・五公克

百合……………………六公克

藥方㈡

生地黃…………………十五公克

茯苓……………………六公克

沙參……………………六公克

【痰 咳】

咳而氣息粗。痰多而濃稠，喉內哽塞聲作響。氣喘者也有人伴有這種症狀。

半夏……五公克
茯苓……六公克
陳皮……一．五公克
甘草……一．五公克

以上是咳症候的四種典型。氣喘時，大概可以利用同樣的處方，不過，在寒咳藥方裏，除了麻黃、杏仁、甘草的組合之外，最好再加上細辛。

另外，因結核病而體力衰弱者，或是老人的積習性咳嗽，可把桃實與生薑搗細，加上蜂蜜來服用。

◇改善體質為第一

用導引改善體質

咳不僅是發作時才造成問題，體質的關係也相當大，所以，改善體質是防咳的優先條件。

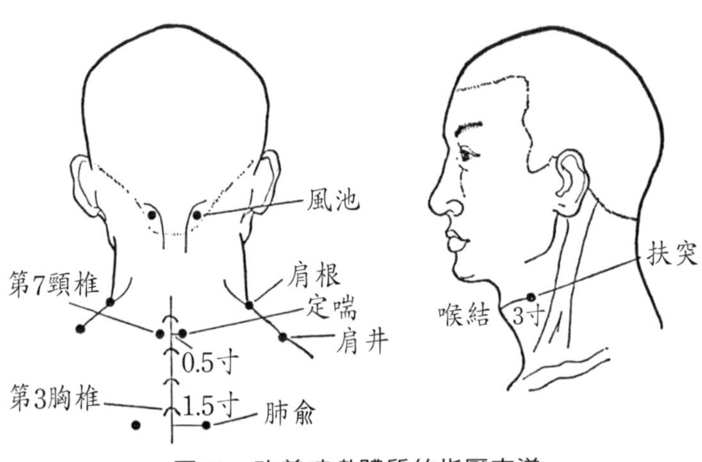

圖73　改善咳嗽體質的指壓穴道

改善體質要從初夏開始進行。首先要利用導引。用單手輕輕扶住喉間，緩慢地做上下移動。接著，用拇指以外的四指，在喉橫側由上往下，再由下往上導引。最後，用雙手手掌在頸項背部做上下導引。

在扶突、肩根、肩井、風池、定喘、肺俞等穴道上，指壓十～十五分鐘（圖73）。

頸項做左右方向扭轉，目視後方。亦即，當頸項扭向左方時，目視右後方成對比，頸項扭向右方時，則目視左後方。如此做二十次左右（參照圖39上）。

接著，頸項由右往左，再由左往右慢慢回轉，仍然做二十次左右。

頸項往橫側彎曲，使耳朵盡量接近肩部。左右交互進行（參照圖39下）。

頸項往體後晃動。緩慢進行二十次左右（圖39左）由頸部往背部用力，然後突然放鬆其力，用力時要摒住氣息。

雙手往上高舉，然後慢慢往後仰。盡可能地讓體幹往後傾。再返回原來的位置，如此反覆數次（圖74）。

一口氣一口氣地慢慢吐氣，吐盡氣息後，再一口氣一口氣地吸氣。每吐一口氣時，下腹要縮扁著進行，而每吸一口氣時，要讓肺部有鼓脹感地進行。以呼五、吸五的頻率，每天練習十五～二十分鐘。

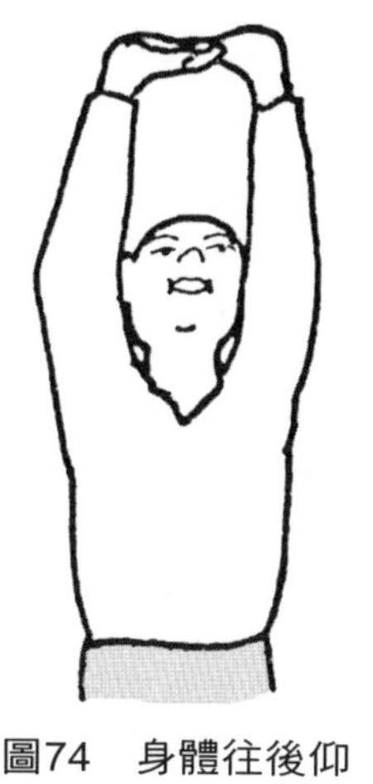

圖74　身體往後仰

用食療法改善體質

牛乳……………………半茶杯
紅茶……………………半茶杯
食鹽……………………少許

紅茶要泡濃，如果用食鹽調味無法入口者，可改用少量的蜂蜜。

雞蛋……………………………………三個
薑……………………………………少許
蔥……………………………………少許
牛奶…………………………………二二五CC
醬油…………………………………一茶匙
醋……………………………………一茶匙
麵粉…………………………………適量

將薑磨碎，蔥切細，打入三個蛋，加上牛奶、醬油、醋，最後再調入用水溶解後的麵粉，一起攪拌。

然後在炒鍋上舖上油，像煎餅似地油煎，或加膨脹劑，在烤箱上烤也可。

杏仁……………………………………百粒
胡桃…………………………………十五公克
梨……………………………………一個
薑……………………………………少許

麥芽糖……………………………十五公克
蜂蜜……………………………十五公克
杏仁及胡桃先搗碎，梨與薑也磨碎。然後放入麥芽糖及蜂蜜一起攪拌，成濃稠狀，一日食二次。

天門冬……………………………一五〇公克
麥門冬……………………………一五〇公克
五味子……………………………十五公克
冰糖……………………………一〇〇公克
黃酒……………………………五〇〇公克
在黃酒裏放入天門冬、麥門冬、五味子及冰糖，然後泡浸半年～一年。
另外，麥門冬、天門冬及五味子也可當茶飲用，效果不錯。

豬肺……………………………一個
薑……………………………少許
杏仁……………………………五十公克

蜂蜜……………………一五〇公克

將豬肺放入鍋內，加上磨碎的杏仁及薑，用強火煮爛。最後調入蜂蜜，用慢火攪拌。普通是飲用此湯汁，其實豬肺也可以食用。這道食療，對經年咳嗽者非常有效。

第二節　胸部的疼痛是危險信號

有時因為咳得很厲害，胸部附近也會疼痛，不過，一般若胸部如壓迫感的疼痛時，大多是心臟方面的疾病。

胸部裏不僅有肺臟，還有主司血液循環的重要器官——心臟，所以，在這附近有任何異常時，都要加倍留意。

當然，也有因精神因素所造成的胸痛。

要正確地辨別胸部異常的病因，對外行人來說並不容易，所以寧可慎重其事較妥當。若是心臟本身機能的異常，一定要找專門醫生治療，這裏介紹的治療法是派不上用場。

胸部的疾病裏，若是患在肺部，因其治療法與咳嗽相通，所以，要從咳嗽的治療法開始著手。

這裏主要是針對精神上的因素，以及心臟異常所造成的胸痛，來介紹其治療法。

◇急性疼痛與慢性疼痛

治療急性胸痛的導引

急性疼痛時，就不分是屬於神經性、或機能性的病因，一律因應治療。

最常見的是，所謂的「心悸亢進」，心跳得厲害，好像心臟要突胸而出的感覺。大多屬於神經性的疾病。

這時候，以心俞、厥陰俞穴為中心（圖75右下），用手掌做上下導引。接著，由內腕部、手掌上方往肋骨處仔細地導引。

然後在心俞、厥陰俞、內關、神門、三陰交等處指壓，並貼上小磁石（圖75）。

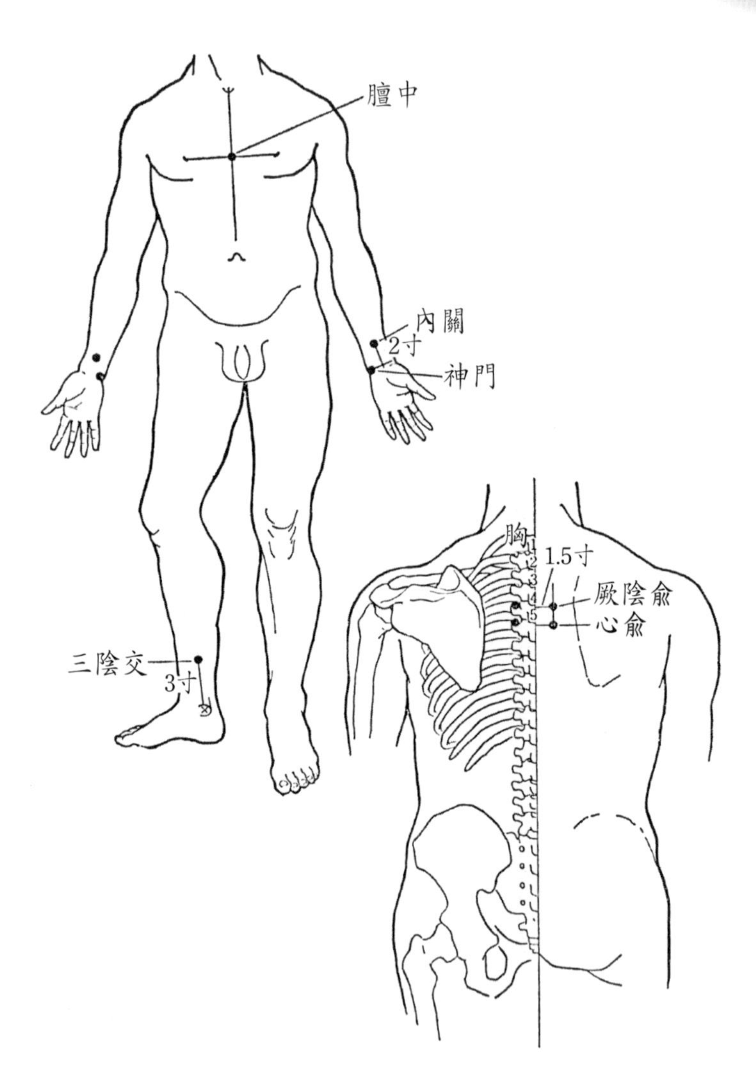

圖75　治療急性胸痛有效穴道

胸部緊縮壓迫感、手足急劇地冰冷時，是相當危險的狀態。要立刻在上腹部用溫條灸暖和，在足部的湧泉穴上施灸十五個以上。

對靈治有自信的人，用手掌覆蓋在心臟上方十五公分處，往該處「送氣」。

當症狀稍微緩和時，再以心俞穴為中心，在背部、肩部用導引慢慢地揉搓。

治療急性胸痛的內用方

下面的藥方是最常用的應急處方，最適於心臟有缺陷者。

枳實……………………三公克
韮白……………………四公克
桂枝……………………二公克
厚朴……………………二公克
瓜蔞……………………四公克

手足急速冰冷，又有下腹痛、便秘時，使用下面的處方。

大黃……………………一公克
附子……………………一公克

細辛……………………二公克

神經性的心悸亢進，用下面的簡易處方。

炙甘草………………一．五公克

熟地黃………………五公克

龍眼肉………………四公克

酸棗仁………………三公克

遠志…………………一公克

心臟機能容易出現異常的人，平常就要勤練調順心臟、血液機能的導引法。

與心機能相關的部分，在背部是心俞、厥陰俞附近，所以，用手掌從頸肩處開始，仔細地導引，然後貼上小磁石，效果更好。

在體幹前面的膻中、鳩尾、巨厥等穴道附近，輕輕地導引，而膻中穴道也可以用指壓。在這些穴道上貼小磁石的效果也好。

手、腕上的內關、間使、神門、通里、勞宮等，都是調節心臟機能的穴道，除了勞宮以外（圖76右），皆按順經脈方向（由腕到手掌）導引。

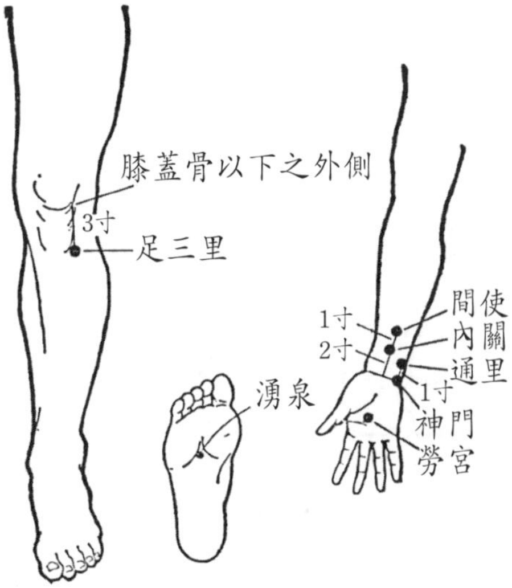

圖76　心臟異常的有效穴道

勞宮可輕輕指壓。當然其他穴道在導引後，也可以指壓。另外，神經過分興奮而無法鎮靜的人，可在這些穴道上貼小磁石。

由於身體過分虛弱，而心臟經常亢奮者，在這些穴道之外，並於足三里、湧泉等穴上置灸或施溫條灸（圖76右）。

治療急性胸痛的氣功法

心臟異常和血液循環、或精神狀態等有極密切的關係。所以，不可只留意心臟的異常而已。

要調順血液循環，最好利用簡易的體操、太極拳等最適合了。然後，加上一點輕微的慢跑更好。

在「仙道運氣健康法」上，首先是從運動手指的氣功法開始。

坐或立皆可，雙手往前伸直，配合著呼吸，手指做張合的運動。而手做握拳狀時，不必握緊拳頭，同時往前伸的手臂，可做適度彎曲（圖77右）。

接下來是足部運動，先立起單腳的腳趾尖，在這個關節的彎曲處，做規律性的上下運動（圖77左）。

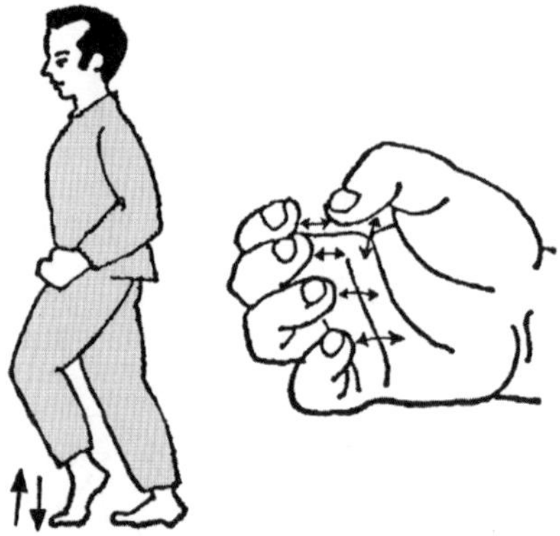

圖77　治療心臟的氣功法

然後，雙手手掌往前平伸，慢慢地做劃圓的運動。必須配合著呼吸，往右回轉二十次後，再往左回轉二十次。如此交互反覆數次。

提起單腳，用手抱住膝蓋，如此左右腳交換數次。做這個運動時，背部一定要保持挺直（參照圖58(3)）。

每天做「調息」呼吸法三十分鐘以上。做法是，呼吸氣同長，一定要保持固定的頻率，同時將全身意識集中在此呼吸法上。

適於心臟異常的食療法

心臟異常的治療，必須由裏外兼攻。不過，治療心臟異常的藥方，藥性都較烈，所以，體弱者不可以長期使用，於是，食療法才因應而生。

接下來就介紹幾道簡易的食療食譜。

小紅豆……………………十分之一升
粗砂糖……………………一茶匙

將此二物混合著煮爛，如飲粥似地食用。

白季子……………………十五個
冰糖……………………七十公克

將白季子（李子）的果肉壓碎，和冰砂糖一起攪拌，成冰淇淋狀而食用。

蓮肉……………………七十公克
冰糖……………………七十公克
麻油……………………一茶匙

蓮肉用生的較好。如果買到烘乾的，將它蒸過軟化。蒸時的汁不要丟棄，可一起使用。將蓮肉磨細，放入冰砂糖、麻油，攪拌成冰淇淋狀後食用。

石菖蒲……………………四公克
薄荷……………………二公克
食鹽……………………十公克
紅茶……………………四公克
雞蛋……………………十公克

石菖蒲、紅茶、薄荷等先煎熬過，去殘渣，再加上食鹽、蛋，充分地攪拌後，用慢火燉煮。也可以買粉狀薄荷，於煎熬後放入即可。

雞蛋……………………五公克
麻油……………………三十公克
白蔥……………………二條
食鹽……………………五公克
豬油……………………十公克

葡萄乾……………………七十公克

白蔥先煎煮過，去其殘渣，然後加上麻油、食鹽、豬油、葡萄乾、雞蛋等，好好攪拌後，用慢火煮沸後飲用。

韮菜……………………一把

香菇……………………二、三個

辣韮……………………五～十個

竹葉芯…………………十公克

羊肉……………………五十公克

除了韮菜之外，其餘一起燉煮，當煮熟時再加上韮菜。用少許醬油、鹽及砂糖調味也可以加雞蛋。當湯汁飲用。

另外，鯉魚的生血，對心臟病有療效。同時，平常最好常食胡瓜、絲瓜、小麥等食物。

總之，胸部附近的疼痛，其病因相當複雜，並不見得一律都用心臟的異常來處理就可以。

但是，不管其症狀是來自精神因素或肉體因素，因關係著生命存亡，最好不要等閒視之。

第七章

上腹部的異常

第一節　各種現象的嘔吐

◇嘔吐的分類與治療法

造成噁心的原因很多，必須先究其病源，才能談上治療。而噁心和嘔吐不同，前者是不吐廢物，後者則吐廢物。在此特予區別。

而造成嘔吐的第一個原因是，暈車所引起的。大多數的情況下，內臟並未發現異常。原因是來自神經性的因素，所以，在此稱做「神經性嘔吐」。

第二個原因，像女性的害喜等，因為懷孕或其他的原因，造成體內毒素蓄積而引起的嘔吐。由於嘔吐是主要症狀，所以稱為「單純性嘔吐」。

第三個原因，在鳩尾處附近感覺疼痛或阻塞感，是胃部異常所造成的嘔吐。

這還可以大分為「熱證」與「寒證」。而大多數都還兼有「濕證」。在此稱為「熱性嘔吐」、「寒性嘔吐」。而寒性者「乾嘔」較多。

第四原因，由肋骨下往腹部側處，感覺疼痛或鈍重感的嘔吐，大多數和肝異常有關。

當然，在此所指的肝，並不單指肝臟，還包括膽經、肝經等經絡。其特徵是口變苦，或是眼、耳出現異常。

宿醉或爛醉等的酒精中毒，症狀輕微，是屬於「單純性嘔吐」，若出現尿色濃或尿難的症狀時，則是「熱性嘔吐」居多。

第一與第二個因素，幾乎可以用同樣的治療法來療治，在此併為一組。所以，嘔吐病因的分類如下。

⑴單純性嘔吐

⑵熱性嘔吐

⑶寒性嘔吐

⑷腹側型嘔吐（少陽型嘔吐）。

另外，也有因腦腫瘍或外傷所引起的嘔吐。若是經由⑴到⑷種方式的治療，仍未見效時，必須到腦外科做詳細檢查。

治療單純性嘔吐的導引

從頸項中甲狀軟骨的兩側起，往胸筋方向，體幹正中線的兩側，用拇指以外的四指導引。不可以過分用力，否則嘔吐會加劇。

接著以中脘穴為中心，用單手做上下導引（圖78）。

在內關、足三里（圖78）、中脘等處做指壓，最後貼上小磁石。

胸後背部、肩胛骨附近的肌肉，好好地揉搓之後，再輕輕地拍打。

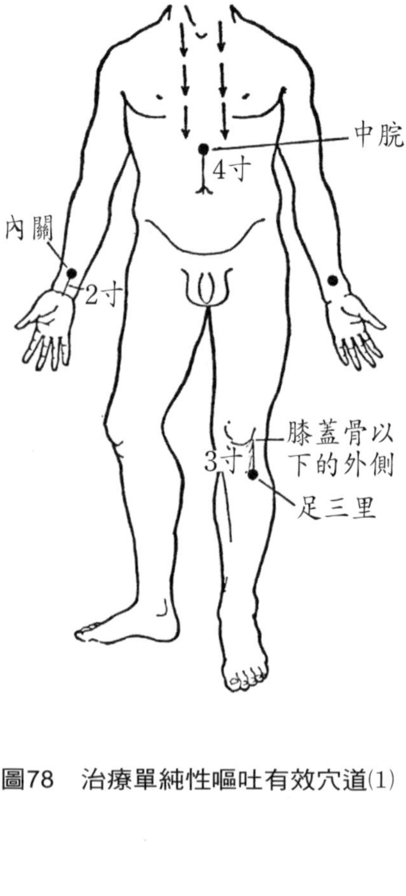

圖78　治療單純性嘔吐有效穴道(1)

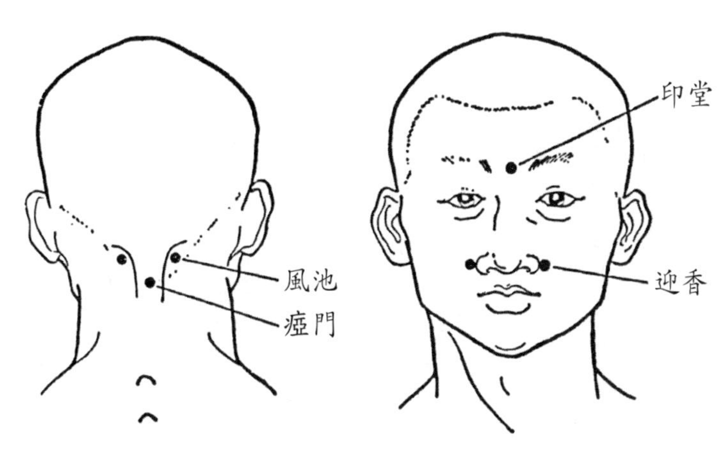

圖79　治療單純性嘔吐有效的穴道(2)

指壓印堂，然後從該處往髮際，用指尖導引。

因暈車或異臭而噁心時，在迎香、瘂門、風池等處指壓（圖79）。

另外，這個導引術也可以當做(2)(3)(4)種情況嘔吐的應急措施。

治療單純性嘔吐的內用力

把薑磨細後飲用，或者切成細片，含在口裏，慢慢咀嚼吸其汁液。

如果這樣還未見效果，再追加半夏六公克、茯苓五公克、薑一．五公克，煎熬後服用，大多數的單純性嘔吐因此都能平息。這個藥方就是「小半夏加茯苓湯」。

順便再介紹一個簡易藥方。

吳茱萸……………………四公克
薑……………………………六公克
紅糖…………………………六公克

這個處方適於嘔吐又有頭痛（尤其是偏頭痛）症者。

而屬於單純性嘔吐的害喜，可以煎熬大艾葉五公克，去殘渣，加一個蛋，攪拌後用慢火煮熟服用。

此外梅干、檸檬汁、磨細的蘿蔔，也有止嘔的效果。

治療塞性嘔吐的導引

這是因為胃有異常而引起的嘔吐，這時候除了噁心感之外，胃的異常也要一起治療。

一般常見的症狀是，吐如水狀的廢物、口不乾渴、精神恍惚。好溫食拒冷食。看見肉類就噁心、上腹疼痛、鳩尾處梗塞感、下痢、好搓揉腹部等。

導引的方式大致和單純性嘔吐同，不過，還要在中脘、天樞、脾俞、足三里等處置灸或施溫條灸（圖80）。

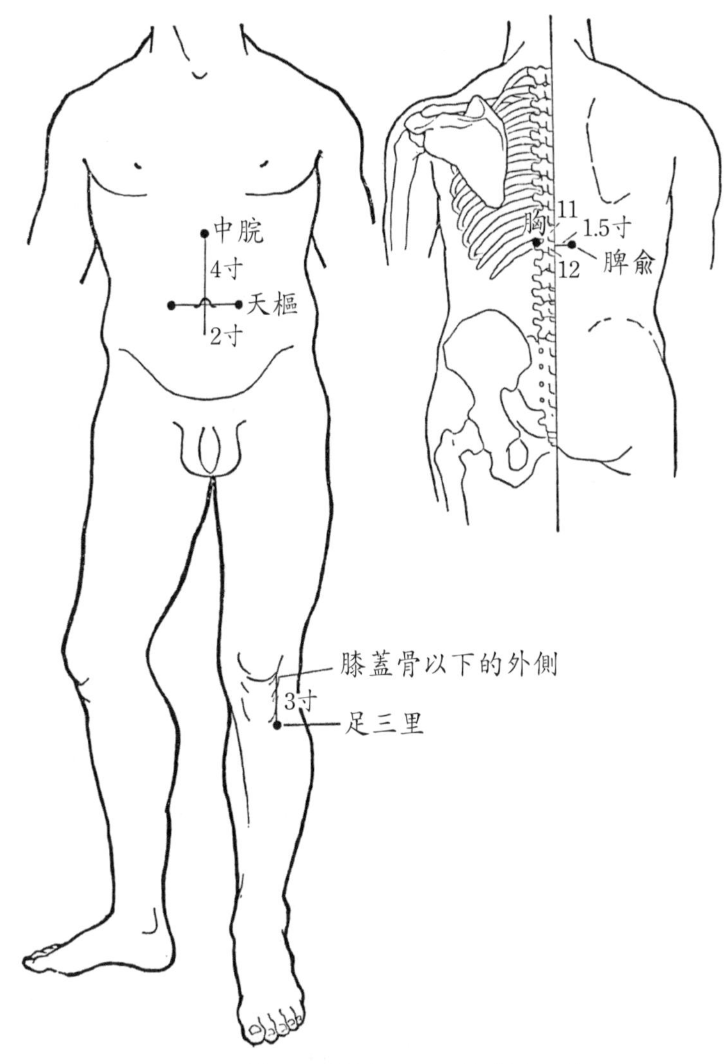

圖80　治療單純性嘔吐有效導引部位

治療寒性嘔吐的內用方

處方大致相同，不過因為帶有脾虛的症狀，處方裏特加治療此症狀的藥。

【藥方㈠】

薑……………………………………五公克

紫蘇葉……………………………五公克

用煎熬法，或者將薑磨細，紫蘇切碎，如飲茶式地服用。

【藥方㈡】

半夏……………………………五公克

陳皮……………………………三公克

薑（磨細）……………………八公克

煎熬後飲用。

治療熱性嘔吐的內用方

鳩尾處梗塞感、上腹部疼痛、下痢等症狀和寒性嘔吐同，不過，噁心感強烈、口渴、好冷食、尿濃、臉面紅赤等症狀是其特徵。

這種嘔吐利用簡易藥方，並不能達到效果，所以，一開始就服用成藥為宜。

- 半夏瀉心湯——適於嘔吐與鳩尾梗塞感特別嚴重、下痢症狀者。
- 生薑瀉心湯——適於打嗝、腹脹嚴重者。
- 甘草瀉心湯——鳩尾的梗塞感與下痢特別嚴重者。

假使有這些症狀，而又尿難、浮腫時，則服用五苓散。

另外，熱性嘔吐用先前的導引而不能見其效果時，就在背部到處按壓，找出特別僵硬、疼痛的部位來指壓，然後用三稜針等輕輕放血。

治療少陽型嘔吐的內用方

這是因肝、膽的異常所造成的嘔吐。從肋骨處往腹側按壓時，會有鈍重、疼痛感。並且具有口苦、眼、耳異常、進食則噁心，不能食油性食品等症狀。急性的情況下，還會發熱又畏寒。簡易藥方有下列二種。

【藥方㈠】

茵陳蒿……………………八公克
黃連………………………三公克

甘草……………………………………一・五公克

【藥方(二)】

梔子……………………………………一・五公克

黃柏……………………………………三公克

最常利用的成藥是「小柴胡湯」。而這類型的嘔吐和肝臟病也有關係，最好也參照後面的「黃疸與肝臟的異常」。

治療宿醉引起的嘔吐、噁心的內用方

症狀輕微時，可飲用「小半夏加茯苓湯」。若未見其效果，再追加「黃連解毒湯」及「五苓散」一起飲用。

肝臟本來就弱的人，最好服用「柴苓湯」。而要做預防的話，最好先進食一點東西後，在飲酒前三十分鐘，服用這些成藥，飲酒後三十分鐘至一個鐘頭內，喝了水後再服用同樣的成藥。

治療常習性噁心者的內用方

患有常習性噁心症狀的人，大都是胃或肝臟有異常，請參照「黃疸與肝臟的異常」、「消瘦與肥胖是脾的異常」等處所介紹的食療法與氣功法。

第二節　口臭與胃痛同出一轍

口臭與胃痛息息相關。當然因口腔不潔的口臭也不少，但是，勤快刷牙、又常漱口，仍然有口臭的人，多半胃部有異常的問題。

眾所周知的「仁丹」，是消除口臭的良藥，其實它對胃病也有療效。因為這兩種症狀的病因是相同的。

比起口臭，胃病的原因較複雜，所以，仁丹的療效也只限於胃病的一部分而已。反而，若是治癒了胃的異常，除了因不潔而產生的口臭外，幾乎也可全部消除。

因此，在這裏將這二個症狀一併處理。

◇胃痛的分類與治療法

胃的異常有許多，而其名稱、分類全依中醫學的治療法行之，希望讀者能早日熟悉。

治療寒痛的導引

這是胃本身就虛弱，而又受寒，或者進食過多冰涼食物而引起的胃痛。疼痛時會有畏寒、下痢、噁心或嘔吐、口不乾渴等症狀。

首先，在背部的胃俞、脾俞附近導引。接著在中脘、脾俞、胃俞、足三里等處施灸或溫條灸。

若是下痢情況嚴重時，在氣海、關元、陽關、公孫、湧泉等處也施溫條灸（圖81）。

治療寒痛的內用方

簡易處方有下列兩種。

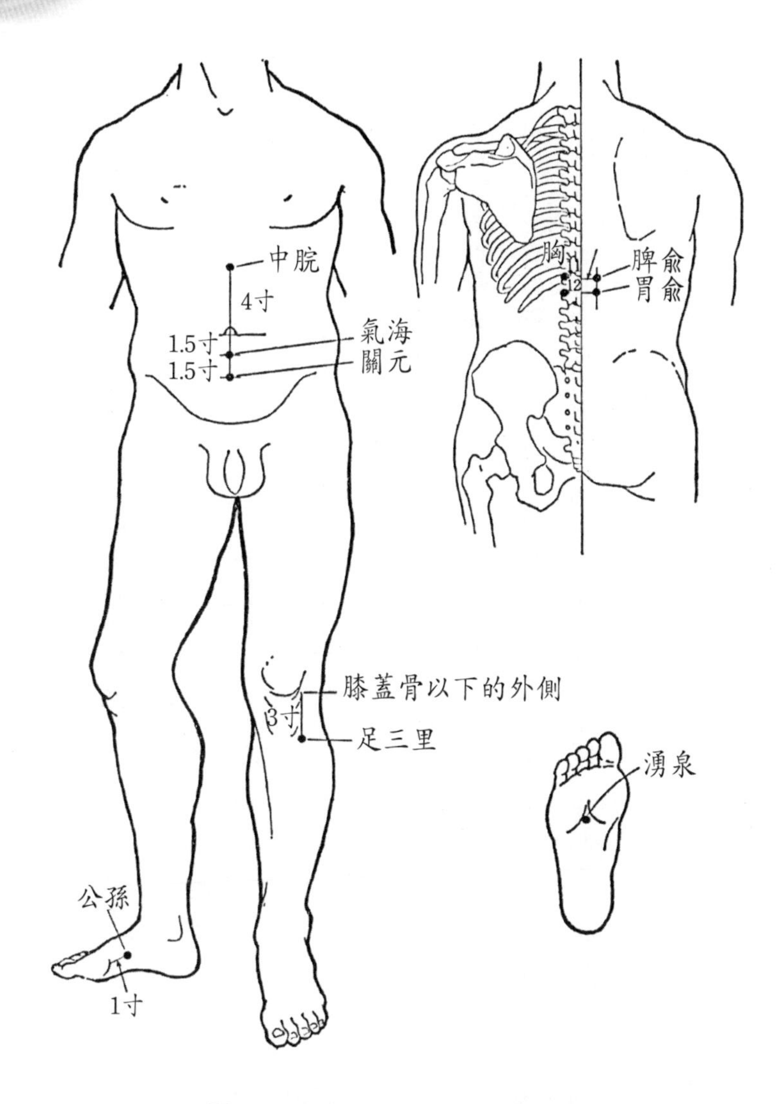

圖81　治療寒痛有效的導引部位

【藥方㈠】

薑……………五公克（下痢嚴重時用乾薑）

茶葉……………………………三公克

【藥方㈡】

人參……………………………一．五公克

乾薑……………………………三公克

陳皮……………………………三公克

甘草……………………………一．五公克

治療熱痛的導引

這是平常喜好飲酒、喜食辛辣食物者，因胃內蓄積過多的熱能而患的毛病。

胃痛時，胃附近有如火燒樣的感覺、口渴、焦躁、觸腹則不快等。有時還伴有嘔吐、腹瀉、便秘等症狀。

和寒痛同樣地，在背部的脾俞、胃俞的上下做導引，然後在此二處指壓。

接著在背部用手指按壓，找出壓痛點，然後在壓痛點附近，用七星針輕輕拍打，直到皮膚呈現紅斑為止。

如果這樣還不能療癒時，就置火罐，使其附近充血，或者在特別硬痛的部位，用三稜針、七星針輕輕放血。

在足部的粱丘、足三里、上巨虛等穴道處仔細地指壓，然後貼上小磁石（圖82）。

而在中脘、胃俞、脾俞等處也貼上小磁石。

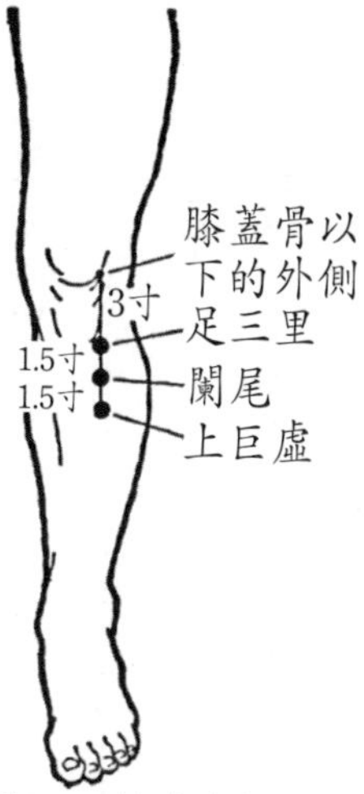

圖82　熱痛有效穴道

治療熱痛的內用方

可以服用下列幾種簡易處方。

【藥方㈠】

瓜蔞皮……………六公克

黃芩……………一·五公克

【藥方㈡】

芍藥……………六公克

甘草……………六公克

這個處方特別適於胃痙攣，同時，不論寒、熱，都可以當鎮痛用。

【藥方㈢】

黃芩……………………三公克
黃連……………………一．五公克
乾薑……………………三公克
人參……………………三公克

這是「半夏瀉心湯」，適於伴有腹瀉症狀者。

治療氣痛的導引

這是因「氣」凝滯不暢而引起的上腹痛。多半因過食、過慮而引起。不僅胃附近疼痛，還有鼓脹感。常打嗝又放屁。

大致和寒痛的治療法相同，不過，若有口渴、臉面紅赤、失眠、便秘等症狀時，還必須加上熱證的治療法。

首先用手掌在中脘、脾俞、胃俞等處仔細地導引。當皮膚感覺熱起來時，再在這些穴道做十～十五分鐘的指壓。若是鳩尾處的梗塞感特別嚴重時，在鳩尾、內關等處輕輕指壓。

另外，三焦俞、大腸俞、氣海等處也做導引、指壓，最後，在所述的所有穴道上，貼上小磁石（圖83）。

若是腹瀉嚴重時，在大腸俞、氣海施溫條灸。

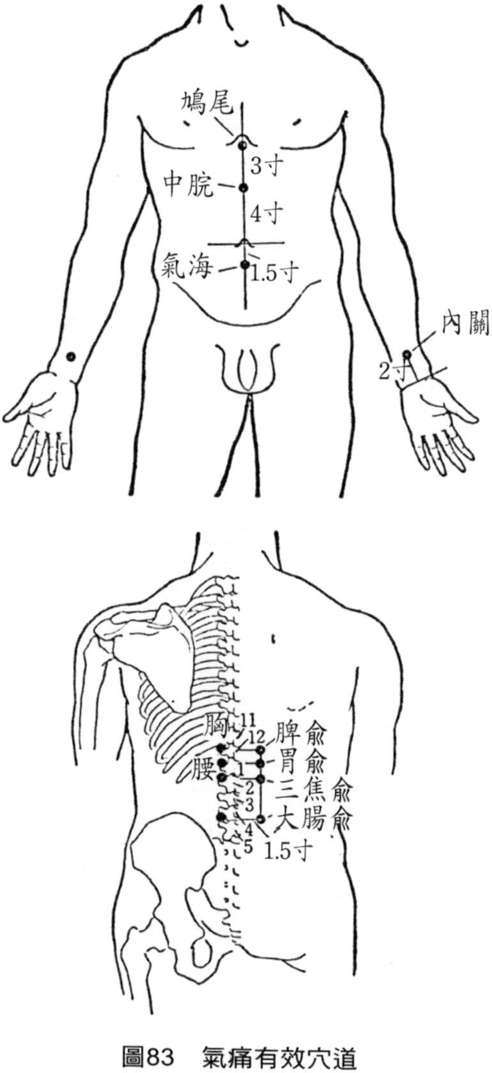

圖83　氣痛有效穴道

治療氣痛的內用方

可以服用以下幾組簡易藥方。

【藥方㈠】

香附子……………………五公克

紫蘇葉……………………三公克

枳殼（或枳實）…………三公克

【藥方㈡】

厚朴………………………三公克

陳皮………………………五公克

茯苓………………………三公克

這個處方適於神經性的氣痛。

【藥方㈢】

青皮………………………三公克

天台烏藥…………………三公克

【藥方㈣】

神麴……………………六公克
雞內金…………………六公克

這個處方適於因消化不良而引起的胃痛。

治療血痛的導引

這是伴有所謂胃潰瘍等的胃內出血的疼痛，有如錐刺的痛感。有時還會吐血，或排黑便。

不適於在胃附近做導引的治療，只能在背部的壓痛點做指壓、貼小磁石，而胃前面的疼痛處也可貼小磁石。

接著，在曲澤、內關、足三里、梁丘（圖84）附近做導引、指壓，然後也貼上小磁石。

治療血痛的內用方

血痛的治療，多半以藥方為主體。利用止血特效藥烏賊骨，再配合其他藥方，調製成以下幾組簡易處方。

【藥方(一)】

烏賊骨……六公克

貝母……二公克

甘草……一・五公克

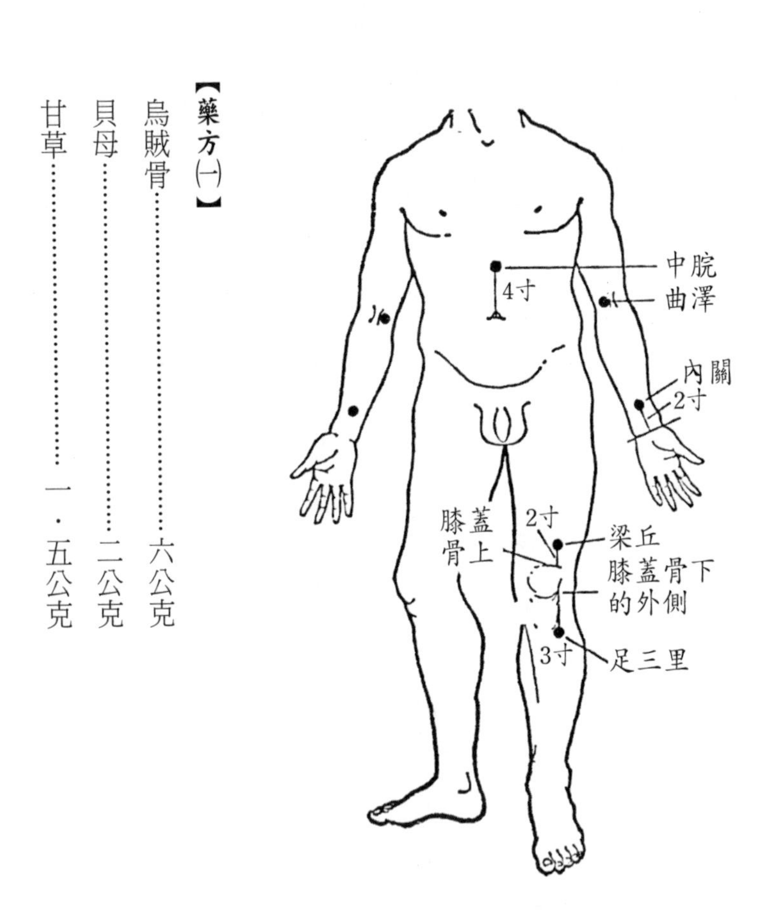

圖84　治療血痛的導引部位

適於無便秘症狀者。

【**藥方**㈡】

烏賊骨……六公克

貝母……二公克

延胡索……四公克

適於無便秘卻疼痛劇烈者。

【**藥方**㈢】

烏賊骨……六公克

貝母……二公克

大黃……一公克

適於經常便秘者。

【**藥方**㈣】

白芷……五公克

甘草……一公克

適於帶有寒證的胃潰瘍患者。一般的症狀是，口不乾渴、也無便秘，卻畏寒。

【藥方(五)】

甘草……………………六公克
粳米……………………五公克
蜂蜜……………………二公克

這組處方可說是食療藥方較為恰當。它可以做為其他處方的補助品，可加速療效。

先將甘草與粳米煎熬後，去殘渣，然後加入蜂蜜，攪拌後飲用。

第三節　黃疸與肝臟的異常

◇肝臟病的分類與治療法

以前，肝炎患者，似乎只限於嗜好杯中物的酒仙，但是，目前連滴酒不沾的人，也有肝炎患者了。

其實肝炎是濾過性病毒所傳染的疾病，只有不喝酒也防不勝防。誇張地說，和肝炎患者接吻，就會遭殃。

肝炎患者增多了，而其治療法卻未見相形地進步。現在仍停留在以食療法勝過藥物治療的階段。

不過，這是西洋醫學界的見解，在中醫學上，肝炎反而是輕易可治療的疾病之一。醫術高超的中醫生，連西洋醫學都束手無策的肝硬化、脂肪肝，都有可能治療。

黃疸是身體變黃的疾病，不但是肌膚，連眼睛都會黃濁。這是肝臟病的併發症。不過，二者並非絕對的連帶關係。

其關係，如以下的症狀。

非黃疸性的肝臟病。

黃疸性的肝臟病。

而在此所介紹的治療法，並不一一區別，除非專指某一種症狀的療法時，才

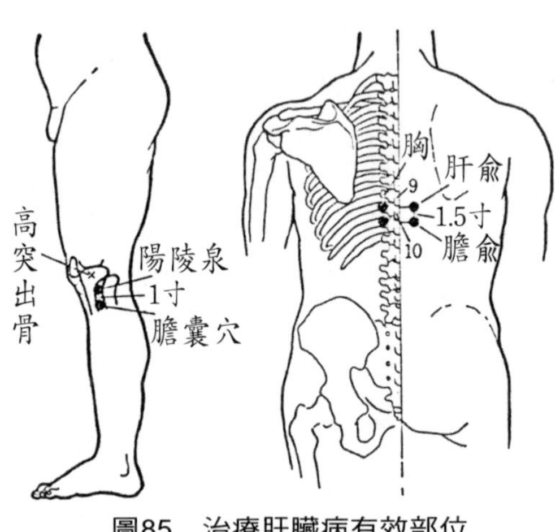

圖85　治療肝臟病有效部位

做說明。

治療肝臟病的導引

在背部肩胛骨邊緣附近，會有壓痛點，以該處為中心，用手掌做上下導引。

在肝俞、膽俞、陽陵泉、膽囊穴（圖85）等處指壓，然後貼上小磁石。或者用耳針等小針在膽囊穴上小刺，然後用絆創膏貼上。

另外，噁心症狀厲害的人，請參見嘔吐章節裏介紹的導引方法。

從肝俞穴，往腎俞穴的地方，用七星針、梅花針輕輕敲打，直到皮膚呈現紅赤。

然後，在呈現紅赤部分的外側輕拍，

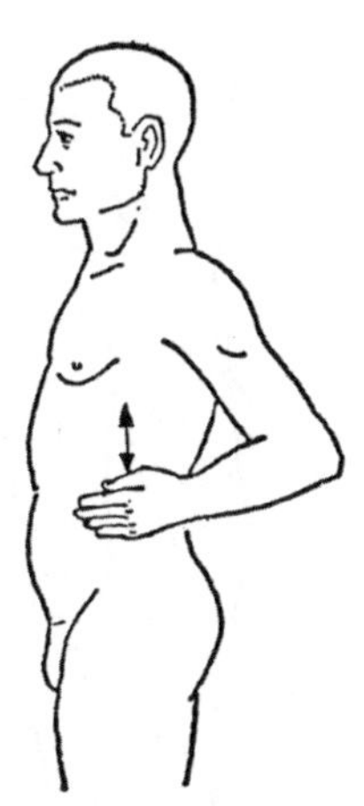
圖87　導引圖

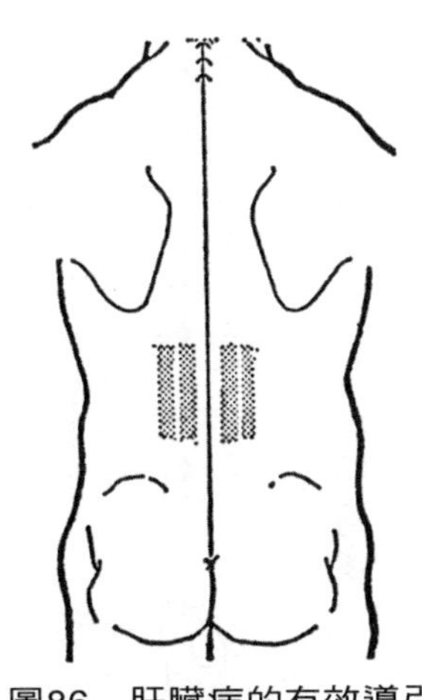
圖86　肝臟病的有效導引

同時，在肩脾骨的邊緣也做同樣的拍打動作（圖86）。

身體特別強壯者，在這些背部的某處有壓痛感的人，就以該壓痛點為中心，密集地拍打，使其略微滲血。

從肋骨處往肚臍側方向，用手掌輕輕地做上下揉搓式的導引。當揉搓到肚臍側時，再返回原來位置，如此反覆數次（圖87）。

長長地一邊吐氣，一邊讓下腹慢慢地縮扁，當氣息吐盡時，再由鼻飽足地吸一口氣入肺。

吐氣時，身體要慢慢地往前側彎曲，吸氣時身體要漸漸地往後傾仰。一天做三

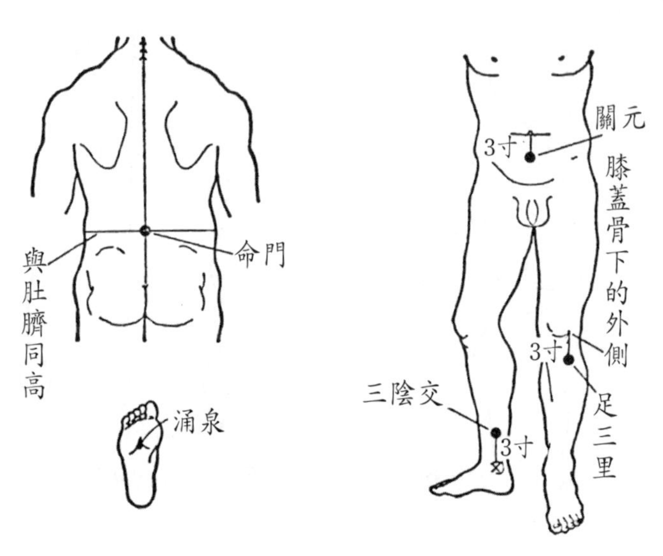

圖88　體力衰弱、下痢者的有效穴道

十～四十分鐘。

如果練習這個呼吸法，會有噁心現象時，就改做呼、吸氣同長的調息法，同時身體要靜止不動。

患有肝臟病狀，而又體虛。帶有腹瀉症狀的人，在三陰交、命門、關元、足三里、湧泉等處指壓，接著施溫條灸（圖88）。

另外，靈治法對肝臟病的療效頗高，在離肝臟十～二十公分處，每天持續做三十分鐘左右。若是手掌的「氣」不足時，可直接接觸皮膚面。

治療肝臟病的氣功法

肝的氣功法，有下列幾種。

首先直立站起身來，手臂成拳法的架勢（圖89⑴），然後保持這個姿勢而扭轉身體。

做這個動作時，身體一定要保持挺直，否則效果會減半，左右各做二十～三十次。

接著。提起單腳，用手抱住膝蓋，做二十次左右（圖89⑵）。

手繞到背後，吐氣時，身體往前彎曲，吸氣時則往後傾仰，做二十～三十次。

手貼在腰際，上身做左右交互的扭曲運動（圖89⑶），做二十次左右。

稍提單腳，另一腳在地面做踩踏運動。左右交互做二十～三十次左右（圖89⑷）。

如自由式游泳的姿勢，雙手做回轉的運動。當手往上提時，一邊吐氣。立起腳尖，傾仰胸部。當手往下擺時，腳也隨之返回原位，並慢慢地吸氣。雙手交互回轉，做二十～三十次（圖89⑸）

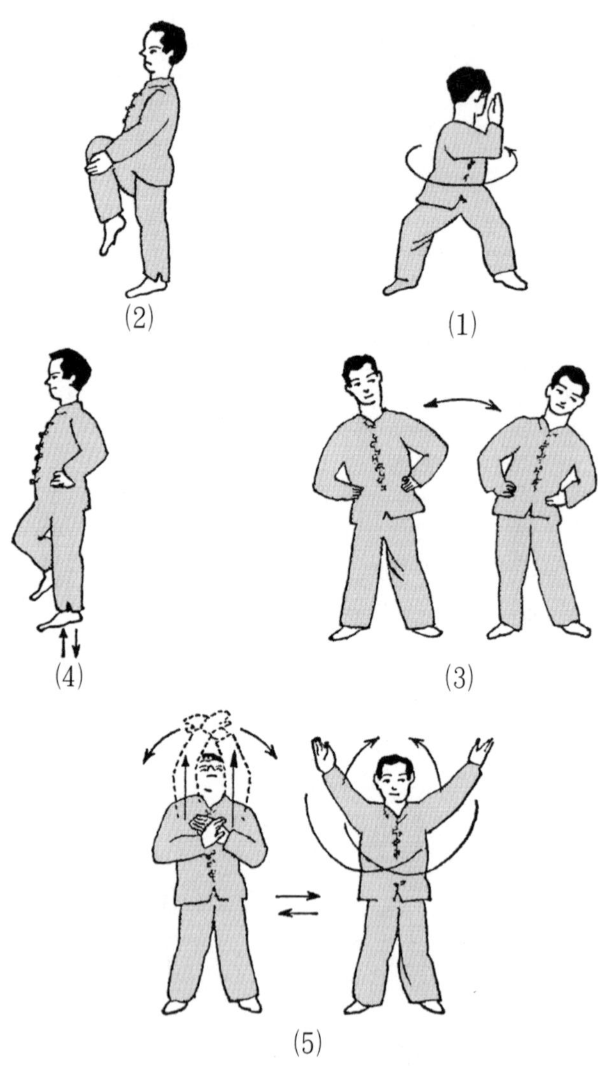

圖89　治療肝臟病有效氣功法

治療肝臟病的內用方

適於肝炎、黃疸的簡易藥方，是以茵陳蒿的成藥為主，配製而成的。

【陽黃證】

具有發熱、口苦、胸附近鬱悶不安、好飲水、尿色紅、全身發黃、舌帶黃苔等症狀。

【藥方㈠】

茵陳……………………十公克
鬱金……………………十五公克
小紅豆…………………五公克

適於急性肝炎又有黃疸症狀者。

【藥方㈡】

麥芽……………………十公克
梔子……………………三公克
豆鼓……………………二公克

適於肝炎而又腹脹者。

【藥方㈢】

茵陳……十公克

梔子……三公克

大黃……二公克

這就是所謂的茵陳蒿高湯」。主治黃疸又便秘者。

【陰黃證】

全身皮膚帶黃又泛黑，無發熱或口渴現象，但是伴有腹脹或腹瀉等症狀。

【藥方㈠】

蒼朮……四公克

陳皮……二公克

茵陳……五公克

【藥方㈡】

白朮……五公克

乾薑……………………………………二公克
茵陳……………………………………六公克
此藥方適於腹瀉特別嚴重者。

【藥方㈢】

柴胡……………………………………三公克
厚朴……………………………………三公克
白芍藥…………………………………五公克
枳殼……………………………………一．五公克
人參……………………………………一公克
延胡索…………………………………一．五公克
甘草……………………………………二公克
適於慢性肝炎，而又肋骨下方鈍重、疼痛感者。

治療肝臟病的食療法

要治療慢性的肝臟異常，必須利用食療法。主要做為其他治療法的補助療法。

【食譜一】

薑……………………三公克
砂糖…………………一茶匙
醬油…………………半茶匙
醋……………………少許

將薑去皮後，切碎，然後放入由砂糖、醬油、醋等攪拌而成的混合液裏，如泡菜似地飲用。

【食譜二】

薑……………………五～八公克
紅人參………………半支
麻油…………………少許
砂糖…………………半茶匙
醋……………………少許
醬油…………………半茶匙

薑與人參切細後，用麻油炒過，然後用醋、醬油調味。

【食譜三】

雞肝……………………五十公克
韮菜……………………半把
番茄……………………三個
砂糖……………………少許
醋………………………少許
醬油……………………少許

雞肝先炒過，然後放入切好的韮菜。最後加上切碎的番茄，以及砂糖等的調味料加味。

【食譜四】

大棗……………………二十公克
胡麻……………………三公克
薑………………………五公克

蜂蜜……………………十公克

大棗去子後，用手撥碎。胡麻搗細後，加入撥碎後的大棗，然後一起磨碎——A。

薑磨細後，和蜂蜜一起放入A內，一起攪拌。如此即可食用。或者揉成顆粒狀，一天分三次食用。

第四節　消瘦與肥胖都是脾的異常

消瘦或肥胖，本來是稱不上疾病的，但是對當事者而言，卻是惱人的問題。不過，消瘦與肥胖的基準很難斷定。在此的問題是，因消瘦或肥胖，而造成體力減弱。身體不適等不正常的情況而已。

◇消瘦與肥胖的原因及治療法

中醫學上，認為消瘦或肥胖都是出於脾的異常。而所謂脾，並不是某特定的器官，而是指消化、吸收等機能的表徵。

如果以生理學上的用語來說，是指脾臟、胰臟、膽囊等的機能。同時還包括胃的消化作用，以及腸的吸收作用等。

若是這些脾的正常機能失調，就會引起消瘦或肥胖。至於其原因，則相當複雜。

出於精神性的因素——亦即七情——較大，其次是暴飲暴食、環境因素，或精力的不安定等所造成的。

而其特效藥，只有情緒的安定化、規則性的飲食、適度的運動、腹瀉或便秘的調整而已。

消瘦與肥胖是兩個極端的症狀，所以其治療法也成反比。

治療消瘦的導引

首先由背部的脾俞、胃俞處往腎俞、大腸俞附近，用手掌導引。

接著在脾俞、胃俞、腎俞、足三里、湧泉等穴道上，置灸或施溫條灸。

因神經過敏而造成消瘦者，在以上所述的穴道，以及肝俞、太衝、期門等穴指壓，然後貼小磁石。

另外，由乳頭下方的肋骨附近，往肚臍側邊方向，用雙手導引也有效果。因腹瀉厲害以致消瘦的人，可在脾俞、胃俞、足三里、湧泉以及氣海、關元、陽關到腰椎部、公孫、行間等穴道上（圖90）施予靈治或溫條灸。

治療消瘦的呼吸法

前面所提及的「武息」是治療消瘦症狀的呼吸法之一。而在此所介紹的呼吸法，還具有加強脾機能的功效。

首先，讓下腹部慢慢地縮扁，並同時慢長地吐氣。接著由鼻發出「嘶」「嘶」的吸氣聲，用力地吸氣。此時，要配合著吸氣，讓下腹慢慢地鼓脹，同時一邊緊縮肛門。

剛開始時，大約吸了五口氣後，就摒息閉目凝注於下腹的某一點。這時用力讓下腹部維持鼓脹的狀態。

摒息的時間是吸氣時的二倍。最後的吐氣要和吸氣時一樣，由鼻發出「嘶」「嘶」的聲響，並一邊縮扁腹部、鬆弛肛門。以後，以同樣的做法，每天持續練

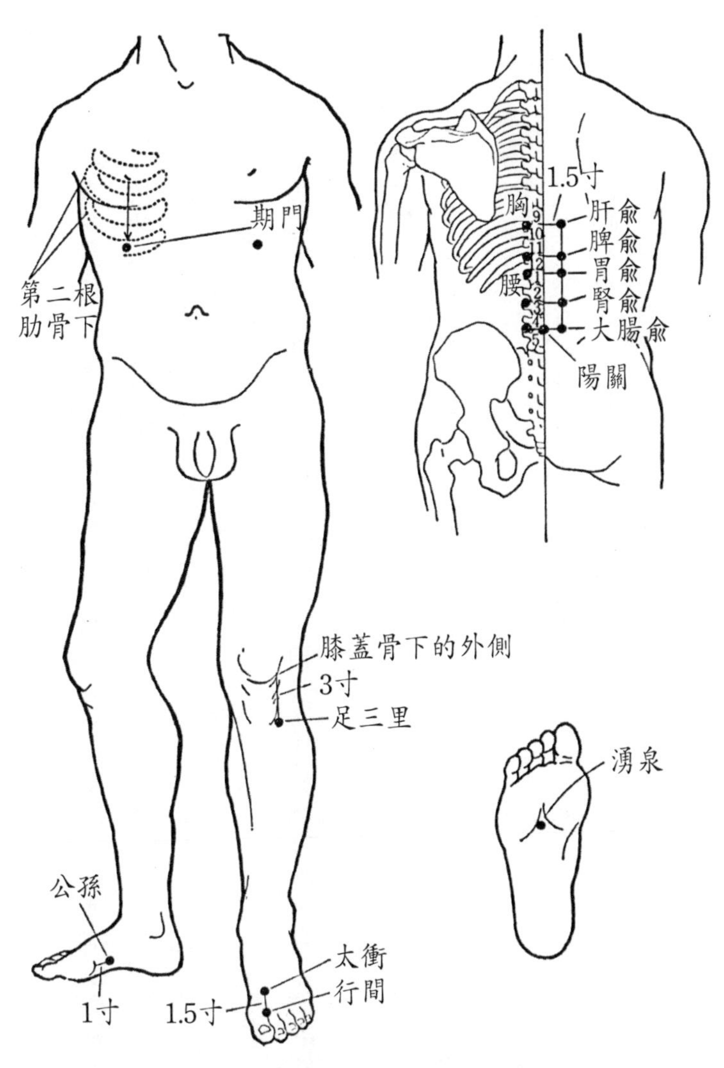

圖90　因下痢而消瘦人的有效穴位

習二十～三十分鐘。

每天持續練習後，下腹部會感覺到一股熱「氣」團湧現，有著這股熱氣，食慾會增加，情緒也會變得開朗。當然，因消瘦而容易罹患的疾病也不會惹上身了。

治療消瘦的食療法

對於消瘦的症狀，並非無藥物可以治療，但是，比較起來利用食療法的效果較佳。

【食譜一】

薏苡仁……………………一八〇公克

粳米………………………九十公克

水…………………………七二〇〇CC

將此三物放入鍋內，熬煮成粥。最後加上少許鹽與砂糖調味。

【食譜二】

大棗………………………十公克

蓮肉……………………………十公克

龍眼……………………………五公克

將此三物煎煮後飲用，適於神經質而消瘦者。

【食譜三】

大棗……………………………十公克

薑………………………………三公克

韓國人參………………………三公克

茯苓……………………………五公克

蜂蜜……………………………十五公克

大棗取子後壓碎，人參切成細塊，然後加上茯苓，仔細地攪拌磨碎——A。

將薑磨細後，與蜂蜜放入A內，一起攪拌。然後揉搓成小顆粒狀食用。

用顆粒狀的韓國人參茶也可，分量是九公克。

【食譜四】

蘿蔔……………………………隨意

大蒜…………………………二、三顆

麥芽糖……………………一五公克

蘿蔔與大蒜磨細後，加入麥芽糖攪拌，即可食用。

各種典型的肥胖

肥胖症有許多類型，治療法也稍有差別。

一、肥胖而又結實的典型——這是屬於「實證」的類型，如果沒有任何異常，並不需要勉強減肥。

二、脂肪過多而肥胖的典型——帶有口乾、臉面紅赤、焦躁、便秘或硬便等症狀。這是屬於「熱證」的類型，及早療治療為要。最麻煩的是熱證又兼實證的典型，治療不易。

三、所謂「水腫」的典型——大多屬於「虛證」，用手按壓皮膚或腹部，只覺得軟塌無力、尿難、浮腫，胃或腸積水而發出鼓鼓聲等症狀也常見。這種典型的肥胖也要儘早治療。

以上三種類型的肥胖症，前二者的治療法大致相同，所以在此分類為「熱實證」與「虛證」兩種。

治療肥胖的導引

不論是「熱實證」或「虛證」，都可用導引或氣功法治療，所以不分類型一併說明。

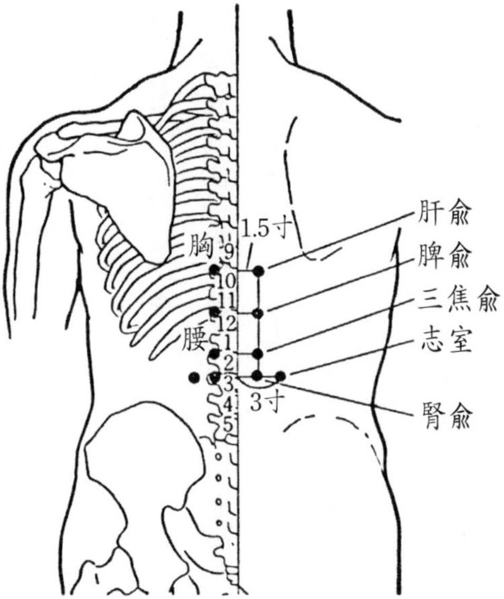

圖91　治療肥胖有效穴道

在肩部、肩胛骨之間，腰附近、下腹等四個地方，用手掌仔細地導引。自己沒辦法做時，可請別人代勞，或者用拳頭導引也可。

在脾俞、肝俞、三焦俞、腎俞、志室等穴指壓，並貼上小磁石（圖91）。

帶有臉面紅赤、目眩等症狀者，在天柱、大椎（參照圖

54）、肩的壓痛點等處，用七星針等在附近輕敲，直到皮膚變得紅赤為止。若是效果不彰時，可用七星針或三稜針在這些穴道上取少量血，再用火罐療法施行三十分鐘。

治療肥胖的氣功法

先試試武息的呼吸法。另外，用快速度振動讓下腹部做前後的搖動。反覆五十次為一遍，一天做數遍。

在晃動下腹部時，儘可能摒住氣息，若覺得勉強時，則不要把意識專注於氣息上。

肥胖者做這個下腹運動，如果速度緩慢，效果全無，因此最好以一．二秒為一次反覆的速度來進行較妥。剛開始時可先做三十次左右，再慢慢增加次數。

以坐姿緊縮肛門的括約筋，然後再立即放鬆。如此反覆做緊縮——放鬆的動作，大約做五十次反覆。

站起身來，稍成中腰姿勢，雙手交握，輕輕放置於胃部上方，一邊吐氣，一邊往下腹部施力，當十足地吐盡氣後，再一口氣由鼻吸氣，如此反覆十～十五次。

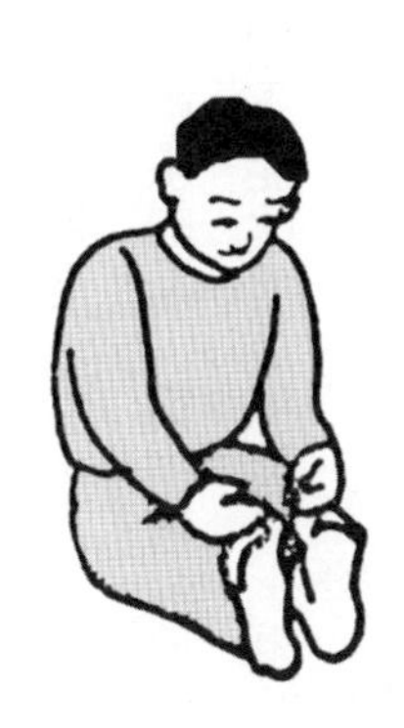
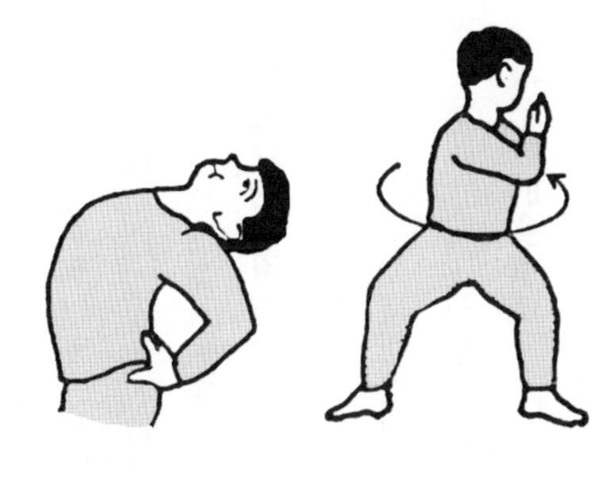

圖92　治療肥胖的氣功法

做身體的左右方向扭轉運動，以及身體往後傾仰、向前彎曲的動作（圖92）。成兔跳的姿勢，再直立站起（參照圖43），如此的氣功法各反覆做二十次左右。

肥胖症和精神狀態有相當密切的關係，若輕視之，那麼一切的藥物治療或導引療法終告無功。

其實容易罹患肥胖症的人，不是過分地神經質，就是太拘泥小事而心焦氣躁，或者是懶散怠惰者。若不糾正此性格的弊端，就難以談上療效。

因懶散怠惰而致胖者，可利用方才介紹的導引或氣功法，以及接下來提及的藥方、食療法等來治療。

最麻煩的是，鑽牛角尖型與過分小心型的肥胖症。這也許是命運註定也說不定，如果能改變這種性格，也等於改變了一生的命運了。

治療的方法之一是，每天做弛緩型的冥想三十分鐘～一個鐘頭。休假日則做三～四個鐘頭。

要點是，在冥想以外的時間，或者無所事事的時候，儘量閉目養神，專注於閉眼後的眼皮裏側。不久，會有如光的殘像閃現，再把注意力集中在這些光影上時，就能很自然地進入弛緩型冥想的境地。

治療肥胖的內用方

肥胖的簡易處方分為「熱實證」與「虛證」。

「熱實證」主要是利用利便的藥方。而「虛證」主要是利用利汗、利尿的藥方。請各參照「便秘的治療法」以及「性器的疼痛與小便的異常」等章節。

治療肥胖的食療法

食療法有下列幾種。

【熱實證】

【食譜一】

李子……………………………三個

寒天……………………………一百公克

杏仁……………………………十公克

蜂蜜……………………………少許

李子撥皮後切碎，杏仁磨碎，寒天切成方塊，將此三物一起放入容器內攪拌，用水及蜂蜜調味後，放入冷藏庫，冰涼著食用。

【食譜二】

綠豆……………………………十五公克

牛乳……………………………一百公克

薄荷……………………………三公克

綠豆煮熟至水乾，然後加入牛乳及粉狀薄荷，放入冷藏庫後食用。

【虛　證】

【食譜一】

鳩麥……………………………………二十公克

防己……………………………………五公克

甘草……………………………………二公克

將此三物一起煎煮，待冷卻後服用。

【食譜二】

鳳梨……………………………………三分之一個

西瓜……………………………………半個

蜂蜜……………………………………少許

用果汁機將西瓜攪拌，然後加入切塊的鳳梨，再放少許蜂蜜調味。

肥胖者要多食水果與青菜。但是，如果照樣便秘頻繁、排尿困難時，一定要併用利便、利尿的藥方。

第八章

下腹部的異常

一般說的「肚子痛」，所指的範圍極廣，可能是鳩尾附近，也可能是側腹，或是肚臍邊緣。

這章節所要介紹的病位，是肚子痛當中，屬於下方部位的異常。最代表性的是腸的異常，如腹瀉或便秘等症狀，以及性器的異常或是肛門的異常等。

第一節　便秘起因於燥或「氣」的不足

◇便秘的治療法

前些章節屢次提及便秘的治療法，為避免冗長與篇幅所限，在此綜合地摘要其治療方法。

治療便秘的導引

在命門、陽關、大腸俞等穴所分布的腰附近仔細地導引。接著，在陽關、大腸俞、腰的壓痛點、支溝、照海等處指壓，並貼上小磁石。

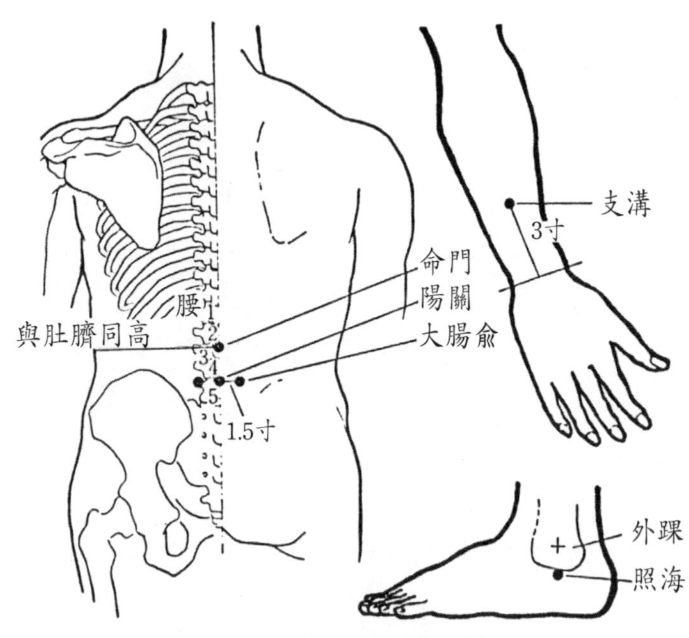

圖93　治療便秘有效穴道

若是肩到背之間有僵痛感者，可握拳利用手刀處，由上方往下敲打。

如帶有因寒而便秘症狀者，可在命門、陽關、大腸俞、肚臍等處，用溫條灸暖和後，再進行導引（圖93）。

虛證者而又患有弛緩型便秘的人，每晚就寢前，在下腹部靈治三十分鐘至一個鐘頭。同時，手掌平貼在肚臍側，做順時針的畫圓式導引（圖94右）。

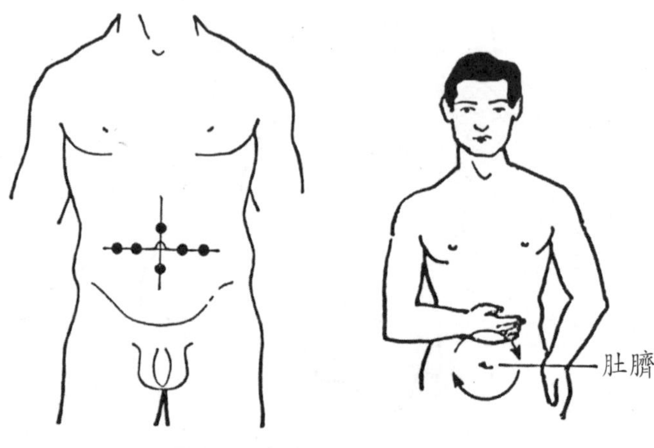

圖94　治療便秘的導引

用手指在肚臍的上下、兩側輕輕指壓（圖94左）。

排便時，將意識由肚臍上方往下腹左側、肛門等方向集中。當意識貫注於肛門時，再返回肚臍上方，如此反覆數次。

緩慢地進行這個意識流動，想像排便的移動過程。當覺得快要排出便時，不可太用力，只要放鬆肩力，想像順利排出便來的情形。

三餐不定食、定量的人，當然容易造成便秘。因為便量不足，無法刺激直腸蠕動。

治療方法只有改變飲食習慣而已。

治療便秘的氣功法

・下腹部的前後晃動運動。
・肛門的緊縮運動。
・站立吐氣，並同時於下腹施力的氣功法。
・身體做左右扭轉、前後彎仰的運動。
・成兔跳姿勢再直立的反覆動作。
・單腳站立，上下跳動的運動。
・提舉單腳，用雙手抱膝，左右腳交互進行的動作。
・立起腳尖，高舉雙手交握，身體往後傾仰的運動。

治療各種便秘的內用方

便秘還分為熱秘、寒秘、氣秘（虛秘）、血秘等各種類型，要先辨別症狀，再慎選藥方。

【治療熱秘的內用方】

具有口乾唇裂、口臭、口苦、臉赤、汗多、發熱、下腹部脹痛、尿濃等症狀。

【藥方㈠】

黑芝麻……………………四公克

大黃………………………四公克

茶葉………………………二公克

將此三物磨碎後，加入溫開水飲用，或者煎煮後服用都可。

【藥方㈡】

大黃………………………三公克

芒硝………………………三公克

厚朴………………………三公克

此藥方最適於身體強壯，卻常便秘者。

【藥方㈢】

黃芩………………………三公克

黃連……………………一．五公克

大黃……………………一．五公克

這是所謂的「三黃瀉心湯」，適於有上腹痛的便秘。

除此之外，可利用番瀉葉或決明子（各九公克），泡成茶飲用。

【治療寒秘的內用方】

口不乾渴、唇色惡、無食慾、手足冰冷、腹痛日劇、尿色淡而量多。

【藥方㈠】

蘇子……………………三十公克

麻仁……………………十五公克

將此二物浸水軟化，用竹筷輕刺出汁，然後將湯汁和粳米一起煮成粥食用。

【藥方㈡】

吳茱萸…………………一・五公克

當歸……………………六公克

枳殼……………………三公克

煎煮後服用。

【藥方㈢】

大黃……………………………一．五公克
附子……………………………一．五公克
細辛……………………………二公克

適合手足急劇冰冷，腹痛特別厲害者。

【治療氣秘的內用方】

屬於慢性便秘，幾乎不帶熱證，胸腹間脹痛感、打嗝、放屁後症狀會減輕。經常便秘，而不知屬於何種症候者，可先試用下列的處方。

【藥方㈠】

廣木香…………………………一．五公克
蘇葉……………………………三公克
大黃……………………………一．五公克
檳榔……………………………五公克
枳實……………………………五公克

【藥方(二)】

杏仁……五公克

瓜蔞仁……六公克

青皮……三公克

【藥方(三)】

柴胡……四公克

陳皮……六公克

將此二物煎煮後，去其殘渣，然後加入五公克蜂蜜攪拌，於食前服用。最適於胃到側腹間有鼓脹感的便秘。

【治療血秘的內用方】

其有便黑、腹部脹痛、焦躁不安、口乾卻不欲飲水、舌呈赤紫等症狀。

【藥方(一)】

當歸……五公克

麻仁……五公克

此二物煎煮後，去殘渣，加入十公克蜂蜜，一次服用。

【藥方㈡】

黑芝麻……………………十公克

桃仁………………………十公克

枳實…………………一．五公克

煎煮後服用。

【藥方㈢】

當歸………………………三公克

生地黃……………………三公克

桃仁………………………二公克

麻仁………………………三公克

枳殼………………………三公克

如果手掌、腳底發熱、口異常乾渴。舌帶紅赤時，必須再加上黨參、麥門冬、何首烏各十五公克。

◇盲腸炎的治療法

治療盲腸炎的導引

患了盲腸炎時，除了右下腹部劇烈疼痛外，疼痛感還會蔓延至腹部、背部，稍一觸摸即受不了。

治療法是，在雙腳的巨虛、闌尾（圖95）處指壓，並用三稜針、七星針等輕輕放血。或者插上如耳鉗用的小針、貼磁石。

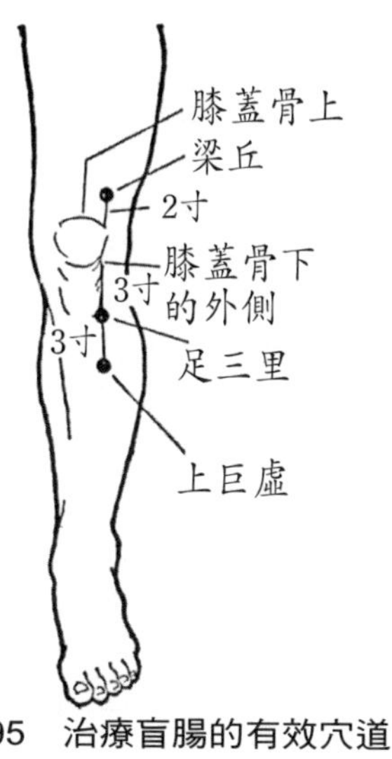

圖95　治療盲腸的有效穴道

將磨碎的蒜頭，和溶解的芒硝一起攪拌，塗敷在下腹部的壓痛點。當皮膚呈微紅時拭淨，待微紅消失後，再塗敷一次。避免皮膚受傷，可先塗敷「面速利達母」藥膏。

治療盲腸炎的內用方

治療盲腸炎的藥方，最普遍的是

「大黃牡丹皮湯」。適合初期的盲腸炎又便秘情況嚴重者。

若是無便秘症狀者，則服用「腸癰湯」。這個藥方同時也適用於慢性盲腸炎。對於無精打采、手足冰冷的虛證患者，最好的處方是「薏苡附子敗醬散」。此藥方也適合慢性盲腸炎。

如果盲腸炎症狀非常嚴重者，以上所列的藥方並派不上用場，必須利用下面的處方。

【藥方㈠】

金銀花……十公克
蒲公英……十公克
牡丹皮……五公克
大黃……五公克
川楝子……三公克
桃仁……三公克
生甘草……三公克

赤芍藥……………………四公克

將這些藥方放入容器內，加入十茶碗的水，然後煎煮至五茶碗的水量。

主治嚴重發炎而開始化膿的情況，或者併發輕微的腹膜炎時，療效不彰時，份量加倍。

【藥方(二)】

金銀花……………………二十公克
蒲公英……………………十公克
冬瓜子……………………十公克
大黃……………………八公克
牡丹皮……………………五公克
木香……………………三公克
川楝子……………………三公克
生甘草……………………三公克

這組藥方適合化膿厲害，又併發嚴重腹膜炎者。

第二節　治療腹瀉要除濕

經常腹瀉者，多半消瘦，但是身材瘦削的人，並不見得容易腹瀉。倒是患有便秘症狀者不少。

腹瀉與便秘都和體質有密切的關係，所以，治療起來並不容易。如果輕忽它，又會加重病情。

腹瀉與便秘對身體的危害程度是便秘比較嚴重。因為體內的排泄物（其中含有有害物質）積蓄不排出時，會在體內製造毒素而傷及身體。

當然，因腹瀉而喪失了大量的營養成分，對身體也不利，不過，至少不會積存毒素於體內。

話雖如此，腹瀉總是一種病狀，不可輕視之。

而腹瀉還有寒瀉、熱瀉、濕瀉、虛瀉等的區別。除了熱瀉外，其他的瀉症雖然處方有別，治療法幾乎相同。因此，導引與氣功法就針對一般腹瀉來治療。

◇腹瀉的分類與治療法

治療一般腹瀉的導引

先由腰部的腎俞穴開始，往尾骶骨處，仔細地導引。尤其是骶椎到尾骶骨之間，要搓揉至發熱為止。接著，在腎俞、大腸俞、腰的壓痛點。會陰（圖96）等處指壓。

若是屬於寒瀉，在這些地方施溫條灸之外，並在氣海、關元、公孫、行間、足三里。湧泉（圖97）等穴也施溫條灸。

虛瀉時，則在腰附近輕敲，並於足三里、三陰交、湧泉等處仔細地指壓。

體內氣息較弱，經常無精打采的人，和寒瀉的治療法相同，在氣海、關元、公孫、行間、足三里等穴施溫條灸，然後貼上小磁石。

由鳩尾處開始，用單手手掌做畫圓式地導引，並一邊往陰毛邊際方向移動，然後再由該處以反方向的畫圓動作，移動至鳩尾（圖98⑴）。

用雙手手指，由鳩尾往陰毛邊際，做垂直式的導引。

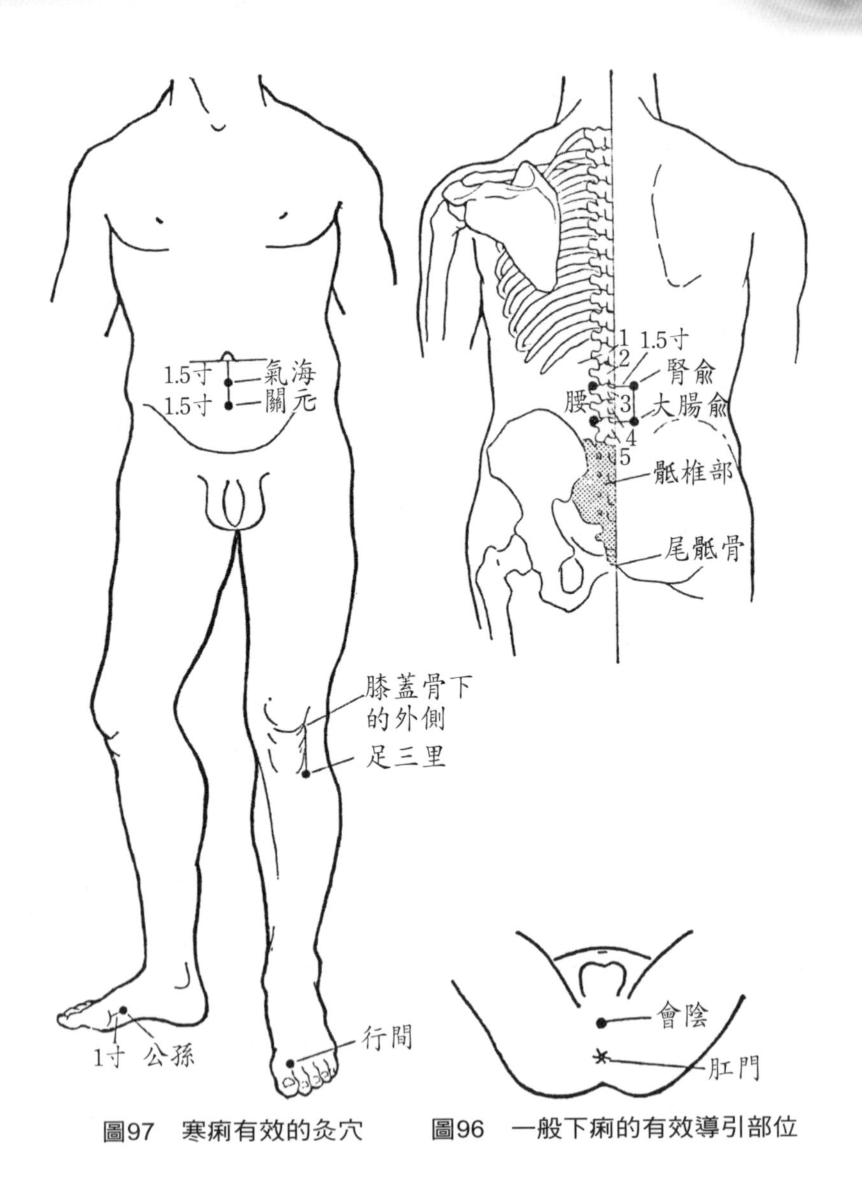

圖97　寒痢有效的灸穴　　圖96　一般下痢的有效導引部位

以肚臍為中心，用手掌做順時針方向的導引（圖98(3)）。

雙手手掌平貼於下腹，做上下快速度的移動。

做在「消瘦治療法」提及的呼吸法之外，並練習下列的氣功法。

- 下腹做前後晃動的運動。
- 肛門做緊鬆的運動。
- 以腰為中軸，做背部往後傾仰的運動。
- 直立，雙手下垂放鬆，做身體的左右扭轉運動。

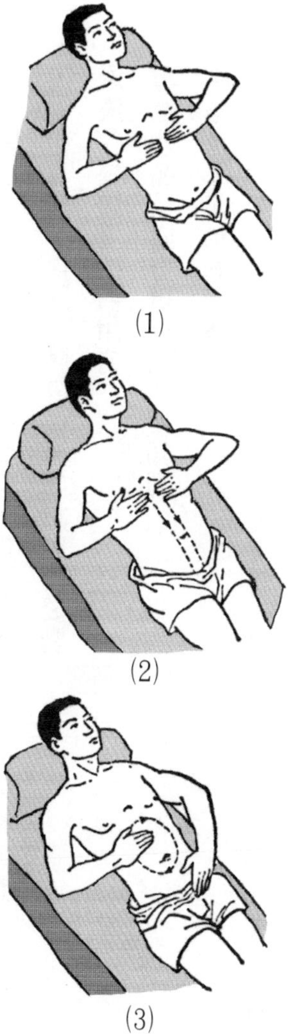

(1)

(2)

(3)

圖98　一般下痢的有效導引

・手臂成水平伸直，成兔跳姿勢，再直起身來，如此反覆運動。

・直起身來，再降下腰身，有如正座的姿勢。

治療各種腹瀉的內用方

腹瀉的簡易處方可分為四種類別。

【治療寒瀉的內用方】

主要症狀是，便如水、畏寒、下腹疼痛、尿色薄、口不乾渴、便不帶臭，這是因冷所造成的腹瀉。

【藥方㈠】

白朮……………………五公克

薑……………………三公克

【藥方㈡】

人參……………………一・五公克

附子……………………一・五公克

乾薑……………………四公克

白朮……………………………………四公克

這兩組處方最適合手腳冰冷，以及嚴重畏寒者。

另外可用十公克胡椒和熱飯一起攪和後，敷置於肚臍上方，冷卻後再換新。

【治療熱瀉的內用方】

主要症狀是，便帶黃稠又惡臭、肛門附近灼熱、口乾好冷食、尿色濃、尿道偶爾會疼痛、下腹痛則腹瀉，而腹瀉後下腹仍不舒暢。

【藥方㈠】

葛根……………………………………六公克

黃連……………………………………三公克

黃芩……………………………………三公克

甘草…………………………一・五公克

這組藥方就是「葛根黃連黃芩湯」。最適於因食物中毒所引起的腹瀉。具有強力的殺菌作用。而其治療的目標是頸背間帶有僵痛感者。

【藥方㈡】

綠豆……………………一．五公克
車前草…………………五公克
黃連……………………三公克
甘草……………………二公克

適於具有尿道痛的熱瀉。

【藥方㈢】

滑石……………………九公克
甘草……………………一．五公克
扁豆……………………三公克

適於因中暑而引起的熱瀉。

【治療濕瀉的內用方】

這是因為長期在高濕的地方生活，或者被驟雨淋濕後放置不管，而造成的腹瀉。

症狀有腹瀉如水、腹腔內咕嚕作響而痛、尿量變少。臉色帶黃、胸悶。體鈍重感、食慾減退等等。

【藥方(一)】

蒼朮……………………六公克
車前子…………………六公克

【藥方(二)】

明礬……………………一・五公克
紅茶或綠茶……………一・八公克

煎濃，一日飲用三次。

【治療虛瀉的內用方】

因身體虛弱而引起的腹瀉。

腹瀉如水，其中含有未消化物質、一大早則腹瀉、嚴重時瀉漏都不自覺、臉面焦黃、手足無力、無精打采、肚臍附近疼痛，時而蔓延至腰。

【藥方㈠】

肉豆蔻……三十公克

木香……八公克

大棗……十五公克

肉豆蔻先稍微燻焙過，大棗去子，再將此三物混合磨細，然後搓揉成三公釐左右的藥丸，每次以三十～四十顆的份量，用濃湯飲用。

【藥方㈡】

五味子……十公克

吳茱萸……三公克

陳皮……三公克

煎煮後飲用。

【藥方㈢】

白朮……三公克

山藥……三公克

紅糖……………………………六公克

白朮與山藥先煎煮後，去其殘渣，再加入紅糖，攪拌後飲用。

第三節　性器的疼痛與小便的異常

◇性器附近的疾病分類與治療法

位於下腹部最下方位置的是性器與肛門。兩者都具有將體內所製造的廢物，排出體外的排泄機能。

但是，這些部位的異常，多半是止於不快感而已，所以，常被忽視。性器與肛門其實是非常重要的器官。不留意其異常，恐會招來大禍害。而且二者主司排泄作用，和我們每天的作息關係密切，一有異常還是早日治療。

在此，先就性器與小便的異常檢討說明。此二者的異常和前述的「精力減退」「腰痛」相關連，譬如因泌尿器異常而引起就屬於這個範圍。

性器與小便的異常可分為幾個類型。其中，最常見的症狀是水腫、尿道痛（此症常伴有血尿或化膿，在血尿的治療法中，統一說明）。癃閉（尿閉）等。

在此，就以這三種症狀為中心，一一介紹其治療法。

治療水腫的導引

先在腎俞、脾俞附近，用手仔細地導引，再指壓。接著，由鳩尾下方，往體幹正中線處，到陰毛邊際，用食指與中指導引而下。

若是心臟有異常，以心俞為中心，做上下導引。而屬於實證或熱證時，同時在膀胱俞、小腸俞、復溜等處導引、指壓，最後在這些穴道上貼磁石（圖99）。虛證或實證者，同時在足三里、氣海、水分等三處，施予溫條灸（圖100）。

治療各種水腫的內用方

依水腫的症狀別，可分為下面四類簡易處方。

【治療風性水腫的內用方】

風性水腫是突如其來，又來勢洶洶。先是眼皮、顏面的腫脹，再往手足、身體蔓延。按壓皮膚就凹陷難復。帶有發熱、畏寒、厭風、汗不出等症狀。

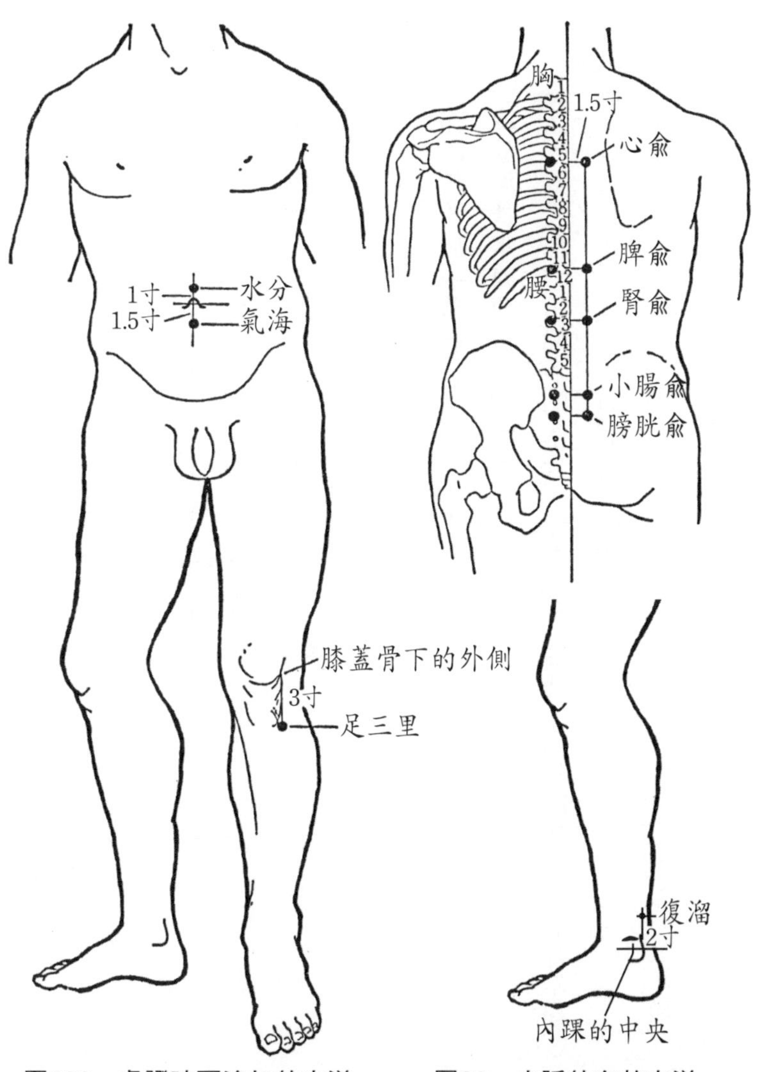

圖100　虛證時要追加的穴道

圖99　水腫的有效穴道

【藥方㈠】

麻黄……………………三公克

石膏……………………六公克

蒼朮……………………六公克

甘草……………………二公克

【藥方㈡】

紫蘇葉…………………五公克

冬瓜皮…………………十五公克

藥方㈡較適於身體虛弱者。

【治療濕性水腫的內用方】

這是因為體內蓄積過多的水分，而造成的浮腫。由腳開始，慢慢往腹部、顏面腫脹。尿量極少，氣粗，有時連躺臥都困難。

【藥方㈠】

大腹皮…………………五公克

五加皮……………………五公克
防己………………………五公克

【藥方㈡】

黃耆………………………七公克
防己………………………五公克

【藥方㈢】

茵陳………………………五公克
土茯苓……………………十公克
厚朴………………………三公克

【藥方㈣】

香附子……………………七公克
蜀椒………………………五公克
大黃………………………五公克

此藥方適於腹部腫脹又便秘者。

【治療腎虛水腫的內用方】

這是因長期浮腫，而體質變得虛弱的類型。顏面、手足都帶浮腫。腹部變得腫大，皮膚泛白、經常腹瀉、口不乾渴卻帶咳。而猛咳後浮腫症狀又加劇。

【藥方㈠】

蜀椒……………………………一・五公克
吳茱萸…………………………三公克
五加皮…………………………六公克

【藥方㈡】

鮒魚……………………………一條
大蒜……………………………一個

鮒魚切腹取出內臟，再放入磨碎的大蒜，用鋁箔紙包好，放入烤箱或電子爐內燒烤。因腎虛而造成的水腫，也可以服用成藥「八味地黃丸」。

【治療脾虛水腫的內用方】

因長期的營養不良或失血，而引起的浮腫，手足浮腫得厲害，腹部較輕微、體力盡失、臉色青白、上腹部腫脹、幾乎無食慾。

【藥方㈠】

茯苓皮……十五公克

大麥……十五公克

小紅豆……十五公克

茯苓皮煎煮後，去殘渣，然後加入大麥及小紅豆，煮成粥狀，一日二食。

【藥方㈡】

薏苡仁……三十公克

山藥……十公克

薏苡仁去殼後，和山藥一起煮成粥食用。

因脾虛所造成的浮腫，可試用成藥「香砂六君子湯」。而浮腫時，最好禁食食鹽。萬不得已時，可利用蜂蜜或鉀鹽來調味。

治療尿道痛的導引

對於尿道痛、血尿等症狀，導引的效果並不好，不過，在骶椎、尾骶骨、會陰等附近，用手指導引或輕輕指壓，可以暫時緩和疼痛。這類症狀，主要還是利用藥物治療。

治療各種尿道痛的內用方

尿道痛與血尿所利用的內用方，可分為實證與虛證兩種。

【治療實證尿道痛的內用方】

主要症狀是，尿色濃黃、排尿時尿道灼痛、時而排血尿，其中並含血塊、下腹與兩脇下腫脹疼痛、口乾苦、焦躁、難眠等等。

【藥方㈠】

牛膝……五公克

鬱金……三公克

【藥方㈡】

梔子……五公克

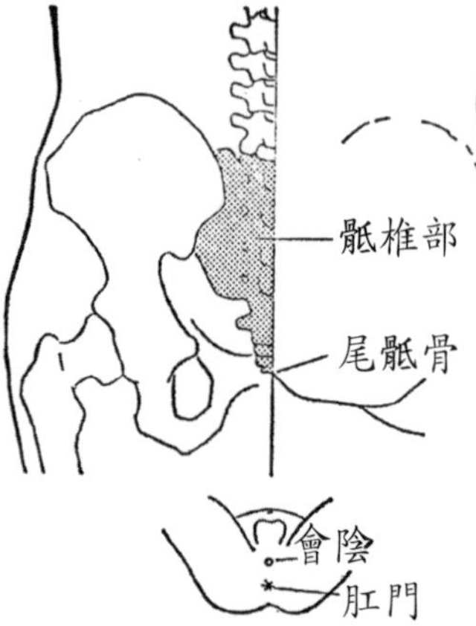

圖103　尿道痛的穴道

黃柏……………………………………五公克

蒲黃……………………………………五公克

梔子與蒲黃先炒至微焦後，再與黃柏一起煎煮。

因淋病所造成的尿道痛、血尿時，一開始即用成藥治療較佳。

只有尿道痛者，服用「豬苓湯」，小便白濁者，服用「五淋散」，而症狀特別嚴重者，服用「八正散」。

【治療虛證尿道痛的內用方】

常見的症狀是，尿白濁，時而排血尿、尿道灼熱卻不痛、頭暈目眩、無力感、腰身懶散無力、背痛及食慾減退等。

【藥方㈠】

黃耆……………………………………五公克

黨參……………………………………五公克

【藥方㈡】

當歸……………………………………三公克

生地黃……………………五公克
黑豆……………………五公克
牡蠣……………………五公克

治療尿閉的導引

尿閉（小便不通）的情況下，除了做和水腫症狀同樣的導引、指壓之外，同時要配合由口呼氣的動作，用兩拇指尖由肚臍往恥骨上端按壓（圖102）。

當排出尿來時，就停止按壓動作，若是排尿又困難時，再反覆同樣的動作。

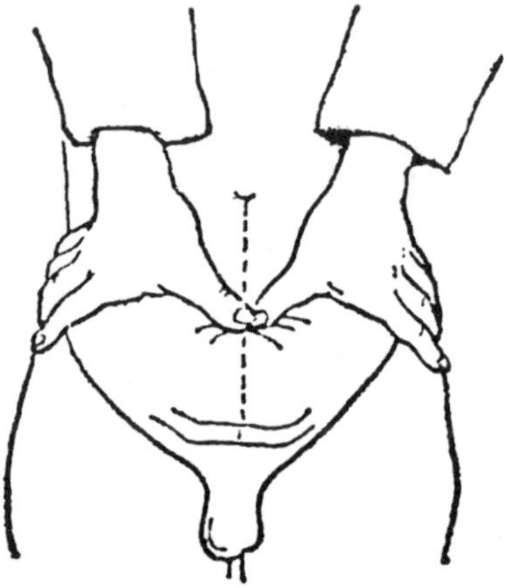

圖102　有效的尿閉導引

治療各種尿閉的內用方

同樣是尿閉症，仍有輕重之別。嚴重的尿閉症若不及早治療，恐怕會演變成尿毒症。

【治療腎虛症尿閉的內用方】

病勢的變化不太激烈。多半是大病之後，或者年老氣虛而引起的。排尿如滴水、肚臍以下冰冷、口不乾渴、力氣全無。

【藥方㈠】

肉桂……三公克
茯苓皮……四公克

【藥方㈡】

升麻……二公克
車前草……七公克

另外，「八味地黃丸」的療效也適宜。或者，將大蒜磨細，塗敷在肚臍上方，當皮膚泛紅時再塗敷一次，如此反覆。

【治療濕熱症尿閉的內用方】

病情變化快速。小便突然不通，或者排尿如滴水，肚臍以下的腹部腫脹疼痛難耐，還伴有強烈的灼熱感。主要是因高熱病之後，或者腎炎惡化而引起。

【藥方㈠】

知母……………………………五公克

黃柏……………………………五公克

肉桂……………………………一・五公克

【藥方㈡】

生地黃…………………………六公克

木通……………………………三公克

竹葉……………………………三公克

甘草……………………………三公克

此二藥方適用於伴有口渴、舌尖帶赤等病狀者。

【藥方㈢】

滑石……………………………六公克

甘草……………………………一公克

適於因高熱病引起的尿閉。濕熱證特別嚴重時，可服用「八正散」。

第四節　痔與脫肛和頭也有關

◇痔與脫肛的分類與治療法

痔雖然不會危及生命，但其所造成的不快，卻不下於其他疾病。

痔也有許多種類，以治療面來看，可分為痔瘡與脫肛。而痔的產生，和日常的生活作息有相當密切關係，若不糾正生活習慣也難治痔症。

在六氣裏面，濕、寒特別作怪，而七情中的思與怒對痔也不好。

因此，居住在濕氣多、陰冷環境的人，最好改變一下生活環境。而過怒者，體內多半火氣過多，最好併用「『精神的異常』與失眠」章節提及的治療法來治療。

另外，便秘和痔是惡性循環，經常便秘者，要先留意「便秘的治療法」。

治療痔與脫肛的導引

以承山穴為中心，用手掌做上下導引，然後指壓（圖103，上右）。

用指尖在內踝、外踝處仔細地導引（圖103，上左）。

由大腸俞往尾骶骨，用手掌導引，並指壓壓痛點（圖103，下右）。

以二白穴為中心，仔細導引手腕內側，並在二白穴指壓（圖103，下左）。

在承山、二白、骶椎的壓痛點上貼磁石。

脫肛時，由背部腹脇處往腰身導引。接著，用指尖由命門往尾骶骨處按壓。並在人中、百會、長強等處指壓。無元氣者，在百會、氣海、足三里置灸或施溫條灸。

若是輕微的脫肛，在百會穴置灸十~十五分鐘，即可治療（圖104）。

二白穴導引，指壓之後，接著按壓各手指指尖的兩側（圖104）。

除了痔症特別嚴重者之外，做肛門的緊──縮運動，非常有療效。一天做此動作二、三百次，數月後痔症全消者不少。

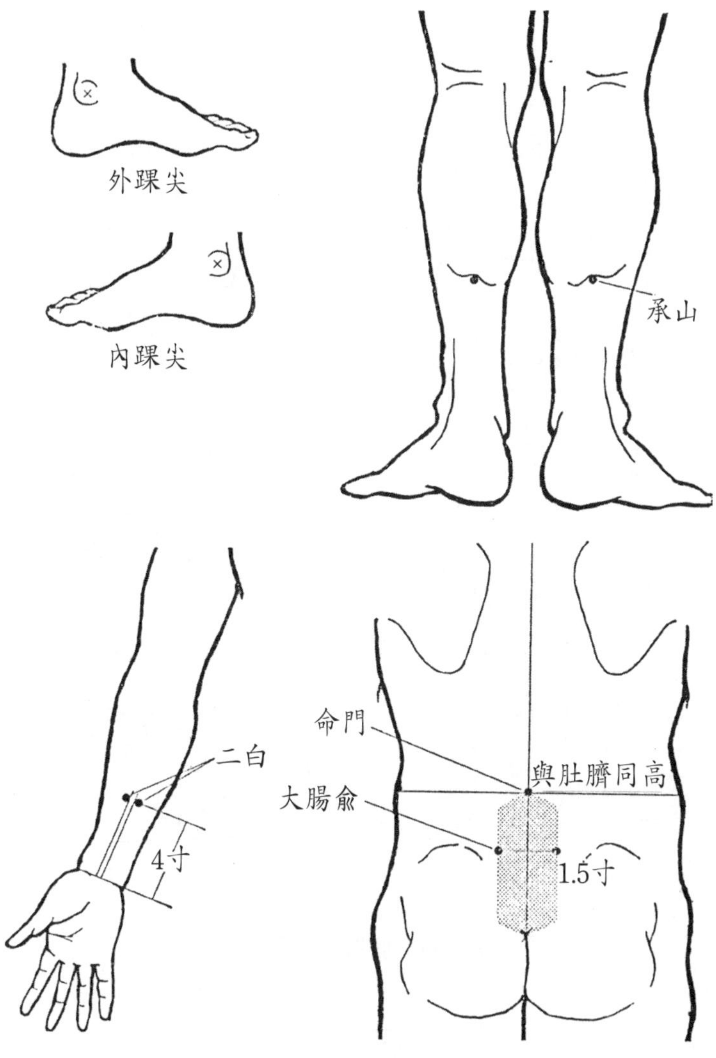

圖103　痔的導引部位

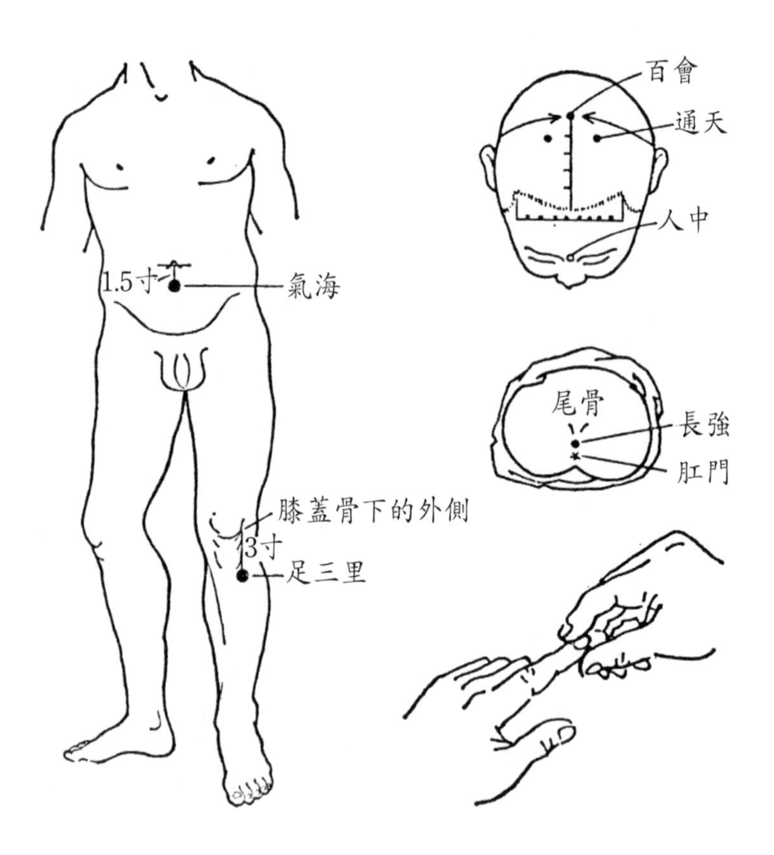

圖104　脫肛有效的穴道

臉面紅赤的症狀，和痔也有關連，一有空最好用手掌，由百會往後頭部按壓（導引也可）。

治療痔與脫肛的氣功法

進行呼吸法時，要一邊縮扁下腹，並慢長地吐氣，吸氣要短促。同時，立起腳尖，做往後傾仰的運動。它可以刺激腰、脹脛、腳踝（圖105）。

治療各種痔、脫肛的內用方

簡易藥方依痔瘡與脫肛而區別。其中痔瘡還分為外時與內時。

【治療外痔的內用方】

痔長在肛門外側，成突起塊狀，大小不一，或軟或硬。顏色或黑紫或紅，形形色色，大便時容易脫肛或出血。

【藥方㈠】

當歸……………四公克

小紅豆…………四公克

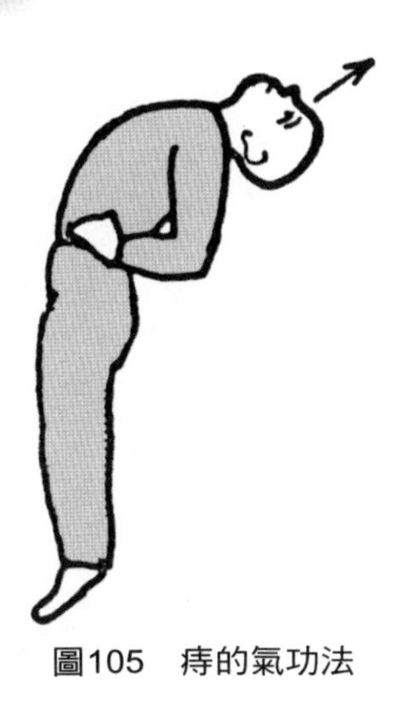

圖105　痔的氣功法

地榆……四公克
槐花……三公克

此藥方是內服液，適用於痔出血時。

【藥方㈡】

槐花……三公克
桃仁……二公克
蒼朮……四公克
防風……二公克
黃柏……四公克

適用於不太出血，卻劇烈疼痛者。

【藥方㈢】

烏賊骨……十公克
甘草……五公克

煎熬成濃汁，塗敷在痔上。

【治療內痔的內用方】

痔長於肛門內側，大便時會出血。痔核跑出肛門外時，按壓雖不覺得痛，若不縮回肛門內，會紅腫發熱，疼痛得不能忍受，輕症者，會自然縮回原處。

【藥方㈠】

木耳……三公克
貝母……四公克
苦參……五公克

【藥方㈡】

苦參……五公克
地榆……五公克
槐花……三公克

此二藥方都是內服藥。

【藥方㈢】

五倍子……八公克

芒硝……………………十五公克

此藥方是外用藥，適用於內痔突出肛門外，造成腫痛時。

・治療輕症脫肛的內用方

大便時，痔突出於肛門，但事後又自然縮回原位者，是屬於輕症脫肛。脫肛部分極短又軟。

【藥方㈠】

黃耆……………………五公克

桔梗……………………二公克

升麻……………………四公克

益母草…………………五公克

煎煮後服用。

【藥方㈡】

芒硝……………………十五公克

甘草……………………八公克

煎煮後，一日二次清洗肛門。

【治療重症脫肛的內用方】

脫肛部分長，而且大便後不會自然縮回原位者，是屬於重症脫肛。脫肛部位稍嫌硬厚，嚴重時還會致咳，徒步時也會脫肛。

【藥方㈠】

黨參……五公克
升麻……三公克
黃耆……五公克
甘草……二公克

【藥方㈡】

黨參……五公克
炮薑……二公克
白朮……五公克
炙甘草……二公克

此二藥方都是內服藥。炮薑是乾薑炒至焦黑者。

另外，可先用溶解的明礬液洗淨脫肛部位，再用十五公克蟬蛻切成細塊，用橄欖油溶解成液狀，塗敷於脫肛部分，然後用三角巾，如圖方式固定肛門（圖106）。

或者用三根白蔥，煎熬成汁液，用三角巾浸漬後，圍裹在腰部。

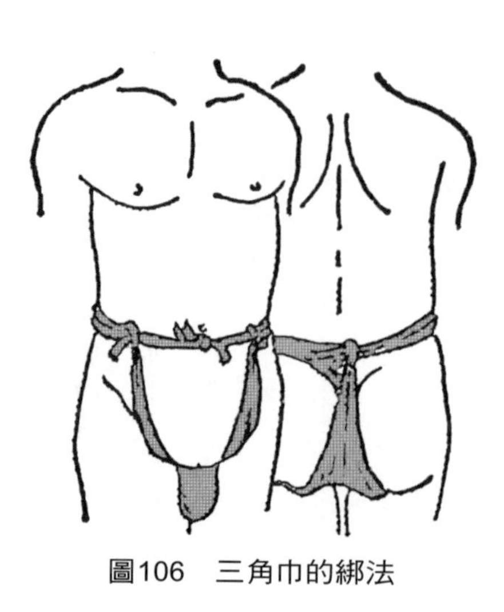

圖106　三角巾的綁法

總之，脫肛和濕熱或氣虛相關，如果不先治此證候，難以談上療效。濕熱證時可利用成藥「瀉白黃芩湯」，而氣虛證時，則利用「補中益氣湯」。

濕熱證與氣虛的區別如下。

濕熱——口乾、尿濃、顏熱、體熱、脫肛劇痛。

氣虛——口不乾、尿薄、臉色泛白、無精打采、脫肛不疼痛。

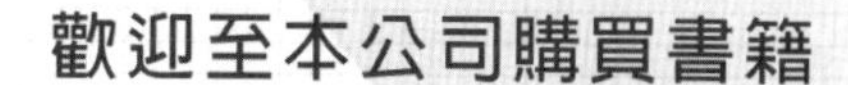

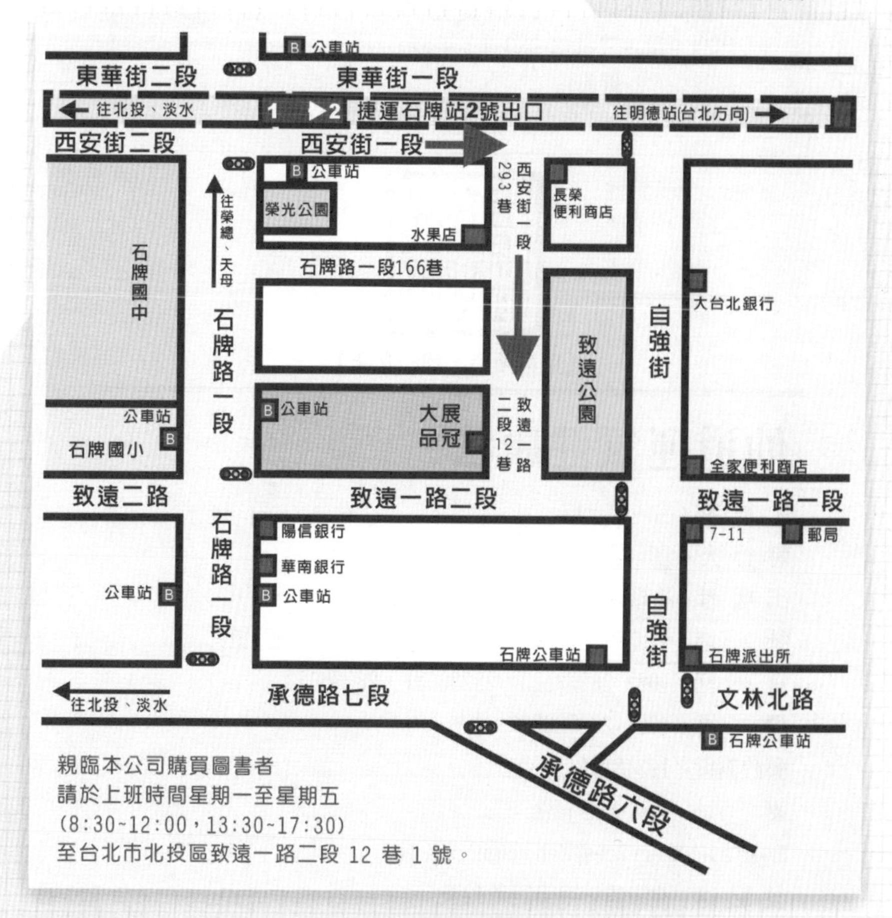

建議路線

1.搭乘捷運．公車

淡水線石牌站下車，由石牌捷運站２號出口出站(出站後靠右邊)，沿著捷運高架往台北方向走(往明德站方向)，其街名為西安街，約走100公尺(勿超過紅綠燈)，由西安街一段293巷進來(巷口有一公車站牌，站名為自強街口)，本公司位於致遠公園對面。搭公車者請於石牌站(石牌派出所)下車，走進自強街，遇致遠路口左轉，右手邊第一條巷子即為本社位置。

2.自行開車或騎車

由承德路接石牌路，看到陽信銀行右轉，此條即為致遠一路二段，在遇到自強街(紅綠燈)前的巷子(致遠公園)左轉，即可看到本公司招牌。

國家圖書館出版品預行編目資料

仙道運氣健康法／呂奕群 主編
——初版——臺北市，品冠文化，2013[民102.10]
面；21公分——（壽世養生；9）
ISBN 978-957-468-980-4（平裝）
1.氣功　2.健康法
413.94　　102015939

仙道運氣健康法

主 編 者／呂　奕　群
發 行 人／蔡　孟　甫
出 版 者／品冠文化出版社
社　　址／台北市北投區（石牌）致遠一路2段12巷1號
電　　話／(02) 28233123・28236031・28236033
傳　　真／(02) 28272069
郵政劃撥／19346241
網　　址／www.dah-jaan.com.tw
E-mail／service@dah-jaan.com.tw
登 記 證／北市建一字第227242號
承 印 者／傳興印刷有限公司
裝　　訂／承安裝訂有限公司
排 版 者／千兵企業有限公司
初版1刷／2013年（民102年）10 月

定　價／230 元

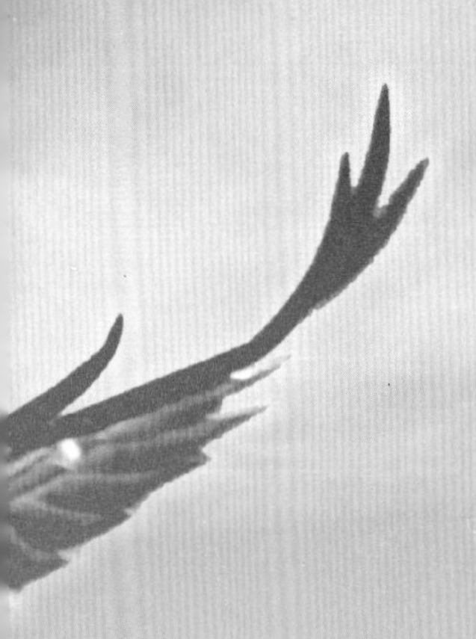

大展好書　好書大展

品嘗好書　冠群可期

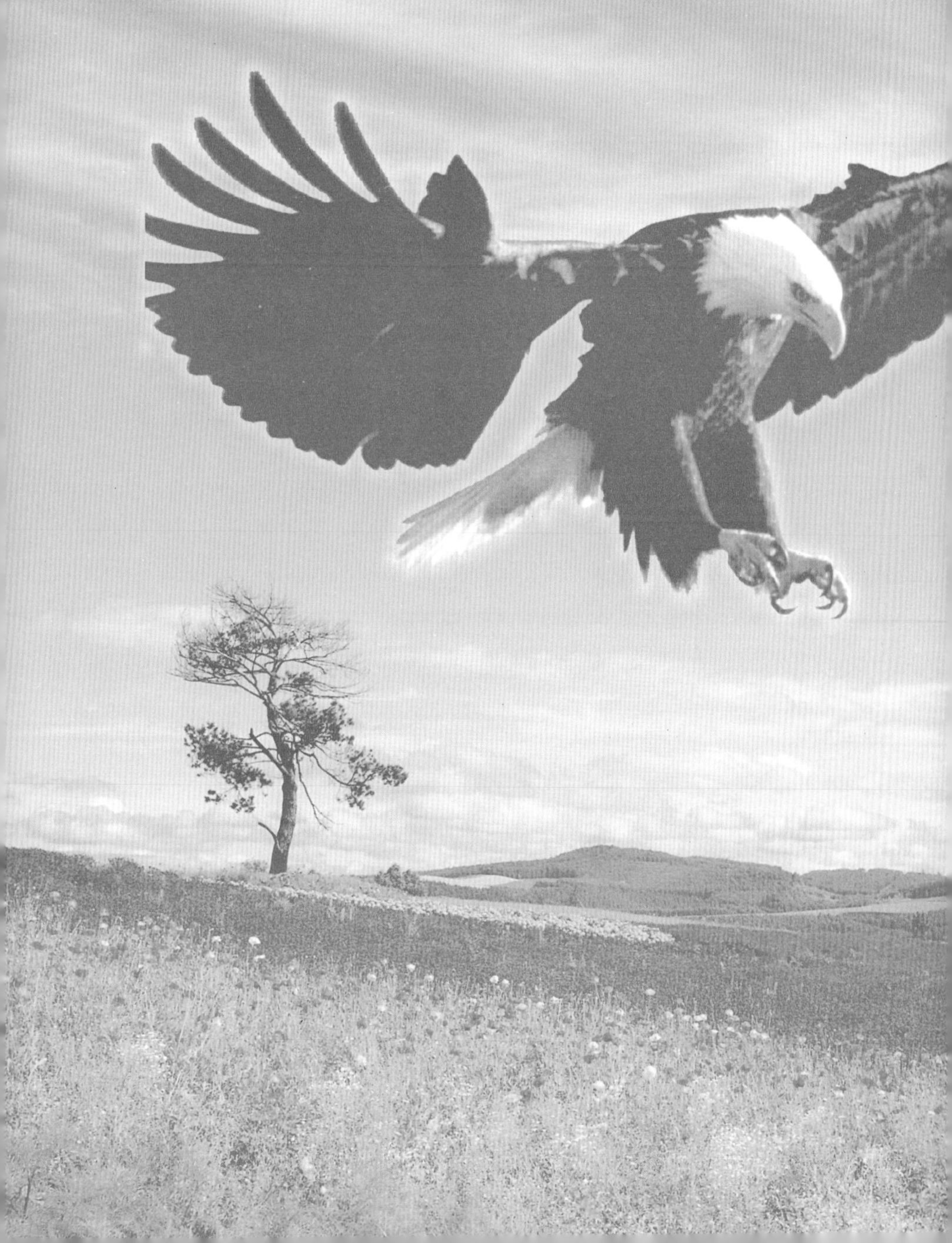